神经科急症管理手册

缺血性脑卒中

Ischemic Stroke

缺血性脑卒中

Ischemic Stroke

原著 Giuseppe D'Aliberti · Marco Longoni
Cristina Motto · Valentina Oppo
Valentina Perini · Luca Valvassori
Simone Vidale

主译 元小冬 李雪梅 王淑娟

北京大学医学出版社

QUEXUEXING NAOCUZHONG

图书在版编目（CIP）数据

缺血性脑卒中/（意）伽斯普·D·阿里波特（Giuseppe D'Aliberti）等原著；元小冬，李雪梅，王淑娟主译．—北京：北京大学医学出版社，2020.1

书名原文：Ischemic Stroke

ISBN 978-7-5659-2067-7

Ⅰ．①缺… Ⅱ．①伽… ②元… ③李… ④王… Ⅲ．①脑缺血—脑血管疾病—诊疗 Ⅳ．①R743.31

中国版本图书馆 CIP 数据核字（2019）第 239037 号

北京市版权局著作权合同登记号：图字：01-2018-2303

缺血性脑卒中

主　　译：元小冬　李雪梅　王淑娟
出版发行：北京大学医学出版社
地　　址：（100191）北京市海淀区学院路 38 号　北京大学医学部院内
电　　话：发行部 010-82802230；图书邮购 010-82802495
网　　址：http://www.pumpress.com.cn
E - mail：booksale@bjmu.edu.cn
印　　刷：中煤（北京）印务有限公司
经　　销：新华书店
责任编辑：畅晓燕　**责任校对**：靳新强　**责任印制**：李　啸
开　　本：889 mm×1194 mm　1/32　**印张**：3.25　**字数**：73 千字
版　　次：2020 年 1 月第 1 版　2020 年 1 月第 1 次印刷
书　　号：ISBN 978-7-5659-2067-7
定　　价：28.00 元

译者名单

主　译　元小冬　李雪梅　王淑娟

副主译　苏雅娣　李建全　卢利红
王　义

译者名单（以姓名汉语拼音排序）

冯玉婧　李建全　李雪梅　卢利红
苏雅娣　王　茜　王淑娟　王　义
杨　娜　元小冬

原著者名单

Elio Agostoni, MD Division of Neurology and Stroke Unit, Department of Neuroscience, ASST Grande Ospedale Metropolitano Niguarda, Milano, Italy

Giuseppe D'Aliberti Department of Neuroscience, Department of Neurosurgery, ASST Grande Ospedale Metropolitano Niguarda, Milano, Italy

Marco Longoni Department of Neuroscience, Department of Neurology and Stroke Unit, ASST Grande Ospedale Metropolitano Niguarda, Milano, Italy

Cristina Motto Department of Neuroscience, Department of Neurology and Stroke Unit, ASST Grande Ospedale Metropolitano Niguarda, Milano, Italy

Valentina Oppo Department of Neuroscience, Department of Neurology and Stroke Unit, ASST Grande Ospedale Metropolitano Niguarda, Milano, Italy

Valentina Perini Department of Neuroscience, Department of Neurology and Stroke Unit, ASST Grande Ospedale Metropolitano Niguarda, Milano, Italy

Luca Valvassori Department of Neuroscience, Department of Neuroradiology, ASST Grande Ospedale Metropolitano Niguarda, Milano, Italy

Simone Vidale Division of Stroke Unit and Neurological Emergiences, Sant'Anna Hospital, Como, Italy

译者前言

最近，我参加了由河北省卫生健康委员会和河北省神经内科质量管理与控制中心组织的十所县级医院卒中防治中心现场评审工作。通过这次现场评审，我深深感受到这些基层医院的医务人员，在卒中救治工作中不懈努力的火一样激情，看到了他们临床诊治水平的大幅度提高，并取得了丰硕的成果。同时，我们也发现在缺血性脑卒中患者诊治方面，尚普遍缺乏医院结合自身特点制订的快捷、高效的缺血性脑卒中救治流程，而流于转抄文件的形式化；院前急救人员需要进一步强化脑卒中专业知识培训，完善患者的院前病情评估；患者到达医院后存在不同科室间衔接不紧密，而致患者接受治疗的时间延长；临床静脉溶栓治疗不规范，而影响临床治疗效果；桥接和取栓治疗的技术水平尚需进一步提高；缺血性脑卒中患者的调脂、控制血糖、降压、抗血小板等综合治疗不规范；患者发病早期接受正规神经康复治疗的比率低；卒中筛查及一级预防的开展情况欠缺等。这些问题严重影响了患者临床救治的效果。分析产生这些问题的原因，主要是相关医务人员在繁忙的临床工作之余，很难有时间去深度学习这方面的专业知识。本书则为读者在临床工作中解决这些具体问题提供了一种快捷、有效的工具。

目前，缺血性脑卒中以其高发病率、高致残率、高复发率等特点，成为严重影响人类生存质量的主要原因之一，引起社会的广泛关注。同时，此类疾病临床治疗存在着明显的时间窗，因此争分夺秒、缩短从接诊到开始治疗所需的时间，简化治疗环节，是影响治疗效果的最重要因素。这告诫我们提升患者首诊的各级医院缺血性脑卒中的临床组织管理和救治水平，是提高此类患者治疗效果和减少致残性后遗症的关键。虽然近些年我国各级医院发展较快，具备多数缺血性脑卒中治疗的硬件设施，但由于医务人员诊疗水平参差不齐，致使许多患者不能收到预期的治疗效果。为了改变这种现状，提高我国卒中患者的临床救治效果，使卒中患者更多受益，大批医务工作者为此竭尽心智，贡献着自己的人生芳华。特别是以国家脑血管病防治办公室王陇德院士、中国卒中学会常务副会长王拥军教授和北京宣武医院华杨教授等著名学者为首的团队，率先举起我国卒中中心建设的大旗，迎难而上，坚持不懈地奋战在构建我国标准化卒中防治体系的第一线，为我国各级卒中中心的规范化和标准化建设做出了突出的贡献。正是在这些工作的基础上和他们的积极推动下，目前在我国各省市掀起了各级卒中中心创建工作的热潮，一所所医院由多个卒中相关学科联合组成的卒中中心相继挂牌成立，一位位卒中患者从这项工作中获益。然而，其中的一些不足也逐渐显现出来，尤其是一些卒中救治关键环节和岗位人员的知识和技术缺陷，明显地影响了此类疾病的临床救治效果。因此，出版关于缺血性脑卒中临床组织管理和标准化诊治规范的相关手册或培训书籍显得尤为重要。

本书以独具特色的卒中组织管理体系、循证指南的规范应用、多学科诊治的无缝配合、患者个体化精准治疗原则为全书的主体架构，以卒中患者获得快捷、高效的治疗为全书的主线，以临床经典病例为基石，将缺血性脑卒中在卒中中心的组织管理和临床救治工作场景以立体化、模板化的方式展示给读者，为我们卒中中心的运行管理和临床工作的开展提供了一本难得的参考书籍。我相信，本书必将成为每一位卒中中心管理者的良师益友，卒中诊疗相关医务人员的必备指南，医学生手中不可多得的工具手册。我想，这也是我作为一名从事神经内科工作三十余年的医者奉献给大家的读后心得。

元小冬
开滦总医院
2019年7月

原著前言

急性缺血性脑卒中是一种具有时间依赖性的神经内科急症。脑卒中的管理需要一系列复杂的流程和及时快捷的行动，以确保处置过程的高效性和治疗的有效性。自 2014 年以来，大量有关急性脑卒中的科学研究文献丰富了新的治疗管理证据，从单纯溶栓到将静脉溶栓与机械取栓术相结合的桥接治疗，扩展了患者的治疗范围。在这种情况下，需要建立一个专业的组织机构，以确保急性脑卒中患者无论在何时何地均能获得最佳的治疗。

本书旨在为专科医生提供一个参考工具，按照科学文献和国际指南，帮助大家以最有效和最流畅的路径救治急性脑卒中患者。脑卒中的管理极其复杂，对其管理的不断完善是直接进行临床诊断、选择仪器检查和最佳治疗方法以及判断患者预后的重要基础。本书采用动态的方法对当前的临床诊断进行评价，并介绍了详细记录有患者不同阶段诊断治疗决策和临床路径问题的真实临床病例，这些病例的诊断治疗决策问题均来源于临床日常工作，并通过临床专家分析和评述的方式呈现给读者。

这本书的主要特点是在考虑到接收急性脑卒中患者医院的组织机构特点的同时，将最佳的临床实践经验应用于真实的工作场景之中。

基于这种理念，急性脑卒中的诊断治疗路径因所在医院的技术水平、专业和组织机构特点的不同而不同，这是确定不同临床路径的指导原则。本书的理念是将读者置于一种真实的工作场景之中，并为临床专家提供如何根据治疗患者所在医院的功能特点而选择最佳的路径。

这种模式促进了疾病救治网络的发展，拓展了精准处置急性缺血性脑卒中这种具有时间依赖性疾病的“中枢辐射性”组织机构的理念。尽量完善一切可能延迟治疗时间的所有环节是整个诊断治疗过程的关键，因此一个科学高效的组织机构有助于改善此类患者的临床预后。在这种情况下，临床医疗中心的组织机构特征决定了急性缺血性脑卒中患者救治的临床路径类型，从而可为临床医生对于临床路径的选择提供便利条件，并指明临床医疗中心之间进行有效网络合作的重要性。

本书作者

缩略语

ACA 大脑前动脉
(Anterior cerebral artery)

ACAS 无症状性颈动脉粥样硬化试验
(Asymptomatic Carotid Atherosclerosis Trial)

ACE 血管紧张素转化酶
(Angiotensin-converting enzyme)

ADC 表观扩散系数
(Apparent diffusion coefficient)

AHA 美国心脏协会
(American Heart Association)

AIFA 意大利药品管理局
(Italian Drug Agency)

AMI 急性心肌梗死
(Acute myocardial infarct)

APTT 活化部分凝血活酶时间
(Activated partial thromboplastin time)

ASA 美国卒中协会
(American Stroke Association)

ASPECTS Alberta 脑卒中项目早期 CT 评分
(Alberta Stroke Program Early CT Score)

BP 血压
(Blood pressure)

CBF 脑血流量
(Cerebral blood flow)

CBG 末梢血糖
(Capillary blood glucose)

CBV 脑血容量
(Cerebral blood volume)

CCO 对侧颈动脉闭塞
(Contralateral carotid occlusion)

CEA 颈动脉内膜切除术
(Carotid endarterectomy)

CI 可信区间
(Confidence interval)

CT 计算机断层扫描
(Computerized tomography)

CVA 脑血管意外
(Cerebrovascular accident)

DWI 弥散加权成像
(Diffusion-weighted imaging)

ECG 心电图
(Electrocardiogram)

EEG 脑电图
(Electroencephalography)

EMA 欧洲药品管理局
(European Medicines Agency)

ESO 欧洲卒中组织
(European Stroke Organization)

FDA (美国)食品和药品管理局
(Food and Drug Administration)

GPP 临床专家共识
(Good practice point)

GRE 梯度回波序列
(Gradient echo)

HR 心率
(Heart rate)

ICA 颈内动脉
(Internal carotid artery)

ICD 心脏内植入装置
(Intracardiac device)

ICP 颅内压
(Intracranial pressure)

INR 国际标准化比值
(International normalized ratio)

ISO 意大利卒中组织
(Italian Stroke Organization)

MCA 大脑中动脉
(Middle cerebral artery)

MRI 磁共振成像
(Magnetic resonance imaging)

mRS 改良 Rankin 量表
(modified Rankin Scale)

MTT 平均通过时间
(Mean transit time)

NASCET 北美症状性颈动脉内膜切除术试验
(North American Symptomatic Carotid Endarterectomy Trial)

NIHSS 美国国立卫生研究院卒中量表
(National Institute of Health Stroke Scale)

NMR 核磁共振
(Nuclear magnetic resonance)

NNT 需要治疗人数
(Number needed to treat)

NOAC 新型口服抗凝药
(New oral anticoagulant)

NYHA 纽约心脏协会
(New York Heart Association)

OAT 口服抗凝药物治疗
(Oral anticoagulant therapy)

OR 比值比
(Odds ratio)

PT 凝血酶原时间
(Prothrombin time)

PTT 部分凝血活酶时间
(Partial thromboplastin time)

PWI 灌注加权成像
(Perfusion-weighted imaging)

rtPA 重组组织型纤溶酶原激活剂
(Recombinant tissue-type plasminogen activator)

SPREAD 卒中预防和教育普及计划
(Stroke Prevention and Educational Awareness Diffusion)

TIA 短暂性脑缺血发作
(Transient ischaemic attack)

TT 凝血酶时间
(Thrombin time)

WHO 世界卫生组织
(World Health Organization)

目录

第1章
诊断和治疗进展概述

Simone Vidale，Giuseppe D'Aliberti，
Luca Valvassori

元小冬　王 茜　译　杨 娜　苏雅娣　校

1.1 引言

世界卫生组织（World Health Organization，WHO）将脑卒中定义为仅由循环障碍所致的脑功能损害，导致突然发生的神经系统损害症状，并持续24 h以上。

在西方国家，脑卒中是导致成人严重残疾的主要原因，也是导致死亡的第三大原因[1]。因此，目前科学界正致力于如何提高脑卒中死亡和残疾的预测能力。

1.2 诊断

为给患者提供最佳的治疗方案，在临床症状出现的最初阶段就需要做出正确的诊断。为此，至少有三个因素对疑似缺血性脑卒中患者的早期评价至关重要：病史、神经系统查体、神经影像学检查。第一个因素的重点在于准确采集患者临床症状发作时间的数据，从而使医务人员可以综合分析患者颅内动脉闭塞的时间，该因素对于确定患者

的最佳治疗方案十分重要，详述见后面相关章节。

1.2.1 临床神经功能评估

如果没有客观的神经功能评估，对于缺血性脑卒中的初步诊断分类通常会比较困难。不同血管供血区域的脑缺血可以表现为特定的临床综合征，其中有些症状还可以指导临床进行病因学诊断。部分或全部发生在前循环供血区域的腔隙综合征临床比较容易识别，但有一部分腔隙综合征则与后循环缺血有关。在这方面，美国国立卫生研究院早年曾提出了一种卒中评估量表，即美国国立卫生研究院卒中量表（National Institute of Health Stroke Scale，NIHSS)，该量表通过进行客观的神经功能评估，将疾病发作时的临床严重程度进行量化分析（表 1-1)[2]，其评分越高，患者的临床病情越重。目前 NIHSS 已被广泛应用于临床，并且作为临床标准化评价量表译成多种语言，从而可以在不同的国家进行临床应用。此外，NIHSS 评分也是实施溶栓治疗的一项依据。如前所述，由于脑卒中是成人致残的主要原因，迄今为止仍使用改良 Rankin 量表（modified Rankin Scale，mRS；表 1-2）判断患者是否存在残疾，并用相应的评分数值加以说明。通常认为评分为0～1 分的患者具有完全独立生活的能力，然而很多试验也表明 mRS 评分在 0～2 分提示患者的预后良好[3]。

1.2.2 神经影像学诊断

在脑卒中发病的急性期，神经影像学检查可除外临床卒中样发作（假性卒中)，并鉴别缺血性卒中和出血性卒中，

表 1-1　美国国立卫生研究院卒中量表（NIHSS）

项目		评分标准	
1a	意识水平	0	清醒，反应灵敏
		1	嗜睡，轻微刺激能唤醒
		2	昏睡或反应迟钝，需反复刺激
		3	昏迷，仅有反射性活动或自主神经反应或完全无反应
1b	意识水平提问	0	两项均正确
		1	一项正确
		2	两项均不正确
1c	意识水平指令	0	两项均正确
		1	一项正确
		2	两项均不正确
2	凝视	0	正常
		1	部分凝视麻痹
		2	强迫凝视或完全性凝视麻痹
3	视野	0	无视野缺损
		1	部分偏盲
		2	完全偏盲
		3	双侧偏盲
4	面瘫	0	正常
		1	轻微面瘫
		2	部分面瘫（下面部几乎或完全瘫痪）
		3	完全面瘫（单或双侧）
5	上肢运动	0	无漂移
	（a）左上肢	1	能抬起，但不到 10 s 即漂移
	（b）右上肢	2	抵抗部分重力
		3	不能抵抗重力
		4	无运动
		UN	截肢或关节融合

续表

项目		评分标准	
6	下肢运动	0	无漂移
	(a) 左下肢	1	能抬起，但不到5 s即漂移
	(b) 右下肢	2	部分抵抗重力
		3	不能抵抗重力
		4	无运动
		UN	截肢或关节融合
7	肢体共济失调	0	无共济失调
		1	一个肢体有
		2	两个肢体有
		UN	截肢或关节融合
8	感觉	0	正常
		1	轻-中度感觉缺失
		2	重度-完全感觉缺失
9	语言	0	正常
		1	轻-中度失语
		2	严重失语
		3	不能说话或者完全性失语
10	构音障碍	0	正常
		1	轻-中度构音障碍
		2	重度构音障碍
		UN	气管插管
11	忽视	0	正常
		1	视、触、听、空间觉或个人的忽视
		2	严重的偏侧忽视或一种形式以上的偏侧忽视

From：http://www.NINDS.nih.gov

表 1-2　改良 Rankin 量表（mRS）

评价内容	评分标准
完全无症状	0
尽管有症状，但未见明显残障	1
轻度残障	2
中度残障	3
重度残障；离开他人协助不能行走	4
严重残障；卧床不起、大小便失禁、需持续护理和照顾	5
死亡	6

评价脑实质损害的体积大小和确定神经功能损害的责任血管。随着神经影像学领域技术的发展，利用先进的计算机轴位断层扫描（computerized axial tomography，CAT）和核磁共振（nuclear magnetic resonance，NMR）检查，可以鉴别不可逆性脑实质损害和血管快速再通后潜在可恢复的脑组织。因此，理论上这些技术对于治疗方法的选择具有重要意义，但是此类研究在很大程度上依赖于相关临床医疗中心对这些技术的拥有和应用情况，而这些技术在此类患者治疗决策中的有效性尚在研究中。

计算机断层显像（CT）

基础 CT 扫描

CT 扫描毫无疑问是应用最广泛的影像学检查，其优势主要归因于能够快速获取图像。在脑卒中的超急性期，头颅 CT 平扫是排除假性卒中和脑出血的主要方法，并指导对患者采取完全不同的治疗方式。就该目的而言，头颅 CT 扫描已证实是有较高敏感性的检查方法。此外，对所有疑似脑卒中的患者快速完成 CT 扫描检查，被证实是在此类患者管理中具有最佳成本-效益比的方法。CT 扫描的敏感性在临床症状出现 24 h 后有所增加，然而，部分研究显示，61％的缺血性脑血管病患者在 CT 影像上也有早期表现[4]，如图 1-1 所示，这些表现与患者的预后不良显著相关［比值比（odds ratio，OR），3.11；95％可信区间（confidence

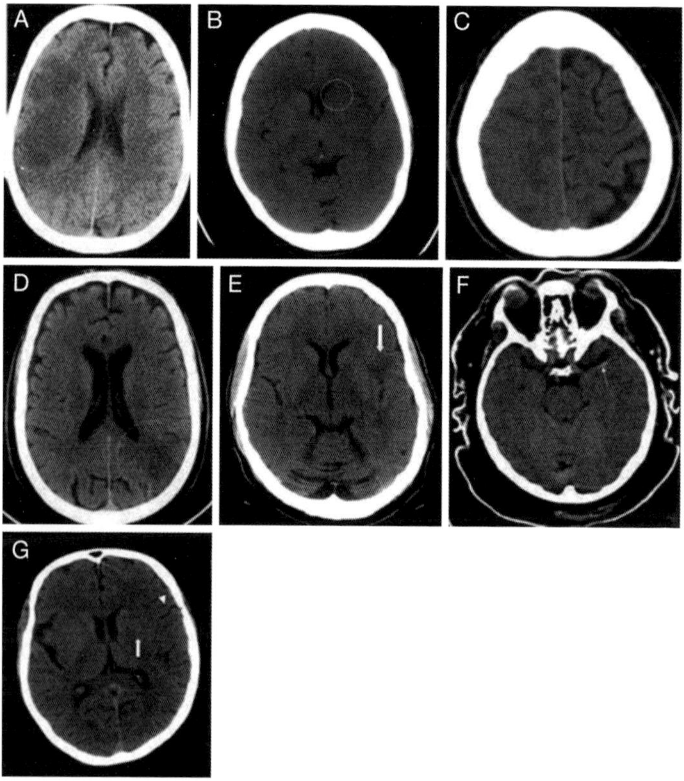

图 1-1 颅脑 CT 平扫的早期征象。A. 超过大脑中动脉供血区 1/3 的脑实质低密度影；B. 豆状核低密度影；C. 皮质沟回消失；D. 局部脑实质低密度影；E. 基底节区灰白质密度差异消失；F. 大血管高密度影（如大脑中动脉高密度影）；G. 岛叶消失或大脑外侧裂模糊

interval，CI)，2.77～3.49]，特别是在约 30%的缺血性脑卒中患者可以在大脑中动脉（middle cerebral artery，MCA）供血区域内观察到大脑中动脉高密度征，这表明动脉血管腔内存在已形成的血栓[5]。尽管如上所述，这些早期表现与患者临床预后较差有关，目前尚未完全清楚如何利用这些表现决定是否给予患者静脉溶栓治疗[6]。尽管既往的研究表明这些早期 CT 影像学表现的辨别存在着一定的困难，但经验丰富的放射科医师、神经放射学专家和神经内科医师还是能够识别这些征象[7]。标准化方法如 Alberta 脑卒中项目早期 CT 评分（Alberta Stroke Program Early CT Score，ASPECTS）已经被用来识别早期脑缺血疾病[8]。ASPECTS 因操作简单和可重复性高，已用于识别缺血性脑卒中患者早期缺血性改变的脑实质层面 CT 扫描分析。ASPECTS 评分主要来源于对两个轴位截面脑 CT 扫描的评价：一个位于丘脑和基底核平面，另一个位于尾状核头部水平。ASPECTS 评分的计算方法如表 1-3 中所示。

尽管 ASPECTS 评分有助于进行患者的筛选，尤其是适于急性期血管内治疗者，然而该评分并不适用于腔隙性梗死患者，以及中脑或者 MCA 供血区以外区域的缺血性病变。

表 1-3　ASPECTS 评分

大脑中动脉被分为 10 个区域
皮质下结构区域 3 分：尾状核、豆状核和内囊各 1 分
大脑中动脉皮质区域 7 分：4 分源自基底节水平轴向切面，分别为岛叶皮质、M1 区、M2 区和 M3 区各 1 分；另外 3 分源自相邻切面，分别为 M4 区、M5 区和 M6 区各 1 分
当各区域出现早期缺血征象（低密度或水肿）时减去 1 分

正常颅脑 CT 扫描为 10 分，广泛缺血 ASPECTS 为 0 分。

下一代或者多层 CT 扫描技术的出现，提高了获取图像的速度，这也意味着可以通过 CT 血管造影术进行颅内和颅外动脉的评估。此外，螺旋 CT 扫描可以通过功能模块（如灌注成像的方法）集成常规采集的图像。在基础 CT 扫描及 5～10 min 的快速扫描后，即可对动脉再通程度及脑实质的血流灌注情况进行早期评估[9]。

CT 血管造影术

这项技术用于观察和证实颅内外主要动脉分支是否真正再通。在快速静脉推注造影剂后，造影剂随着颅内血管的分布走行，CT 扫描可获得所有动脉中与梗死血管相一致的充盈缺损影像。这项技术是目前指导选择缺血性脑卒中患者急性期治疗方案的重要手段，特别是对于实施机械取栓的患者。可以通过多期 CT 血管造影术进行软脑膜侧支循环的相关研究，这主要是通过注射造影剂后的三个不同阶段获取图像：①获取从主动脉弓至动脉末端期间的影像；②获取中间静脉期的影像；③获取静脉延迟期的影像[10]。多期 CT 血管造影术检查与 CT 灌注成像（见下文）不同，涵盖了全脑血管，明显减少了任何可能因患者移动所产生的“伪影”，从而可对侧支循环进行快速评价，并且不需要使用更多的造影剂。在最近的一项研究中，多期 CT 血管造影术被用于选择需要接受机械取栓的患者（ESCAPE 试验）[11]。除此之外，这项技术还可以用来研究颈动脉系统颅外段的通畅性，并可同时用于寻找任何可能导致急性缺血事件的狭窄或闭塞血管。

CT 灌注成像

通过静脉注射造影剂可以了解全脑血液灌注的情况，使用该方法根据推注的造影剂通过动脉壁的位置，在脑实质的相同部位随时间延长进行重复扫描，对此种情况下所获得的图像进行进一步分析，发现低密度区域与脑缺血密切相关[12]。此外，通过脑内造影剂的动力学定量分析，可以对脑血流量（cerebral blood flow，CBF）、脑血容量（cerebral blood volume，CBV）以及血液通过血管腔到达脑组织所需的平均通过时间（mean transit time，MTT）进行评价[13]。CBF 和 CBV 的极限值可用于预测缺血脑组织是否能够存活或死亡；然而，目前尚无已证实或标准化的极限值。将 ASPECTS 评分应用于 CBF 或者 MTT 图像分析，似乎可以确定缺乏再灌注时缺血脑组织的极限，且 CBV 与 CBF（或 MTT）图像 ASPECTS 评分的差异有助于确认脑缺血半暗带区域，而这些脑组织尚有被挽救的可能[10]。

磁共振成像

与 CT 扫描不同，基础的磁共振成像（magnetic resonance imaging，MRI）需要更多的时间才能获取和重建图像。因此，不适用于急诊，而未被纳入急性脑卒中患者的临床管理方案中。然而，该项影像学检查对于筛查出血性病变具有 100％的准确率[14]，一些特殊的序列，如梯度回波序列（gradient echo，GRE）能够鉴别急性和慢性改变。结合 T1 序列、T2 序列、弥散加权成像（diffusion-weighted imaging，DWI）、灌注加权成像（perfusion-weighted imaging，PWI）和 GRE 可以鉴别超急性期脑缺血，这与前面提到的 CT 扫描作用明显不同。

DWI 和 PWI

弥散加权成像技术是基于 MRI 具有探测位于两个相邻射频脉冲之间水分子运动产生信号的能力。该项检查可以发现临床症状出现后 3～30 min 内与脑缺血相关的异常信号变化，这是传统的 MRI 和 CT 扫描所不能发现的[15]。通过表观扩散系数（apparent diffusion coefficient，ADC）检查可鉴别细胞毒性水肿和血管源性水肿，尤其是在 DWI 的 T2 序列中。ADC 可量化水分子扩散的程度，此序列中图像上低信号代表细胞毒性水肿，而高信号则代表血管源性水肿。2010 年发表的一项系统回顾性研究结果表明，在临床症状出现 12 h 内的卒中患者，DWI 检查对于缺血性脑卒中的诊断明显优于基础 CT 扫描[16]，该研究还提供了关于患者临床和功能预后的有价值的预测指标。DWI 可显示缺血性损伤而非缺血本身，而 PWI 则可以通过快速核磁共振扫描识别缺血区域，以测量到达脑组织的造影剂的剂量。CBF、CBV 及 MTT 图像是通过对脑实质同一部位不同阶段扫描后进行处理分析获得的图像。尽管前面提到美国的系统回顾性研究强调了 PWI 显示的缺血区域体积与患者的临床严重程度明显相关，但目前尚没有证据表明这项技术可常规用于缺血性脑卒中的诊断，这两种方法对于检测脑缺血半暗带均非常重要。准确识别可逆性缺血性脑损伤是选择再灌注治疗患者的关键指标，其目的是在疗效与安全性方面均取得最佳的效果。DWI 和 PWI 之间经典的“不匹配”模式显示了仍可挽救的脑组织，特别是在 DWI 检测到不可逆转的受损脑组织（缺血核心区）时，PWI 可以突出显示低灌注区域，这些区域的信号低于缺血的核心部位，这也被定义为缺血半暗带区。尽管在过去的共识和指南中强调了这些发现所见，但它们在急性脑卒中管理中的确切作用尚无明确的定义[17]。然而，在有些实验室研究中，提出了一些有价值的观点，例如：

（1）急性脑卒中患者 DWI 和 PWI 的异常体积与患者的最初临床严重程度和最终的病灶体积相关[18]。

（2）DWI/PWI 不匹配区域的严重灌注缺损可能是病变扩

大的危险因素[19]。

（3）动脉闭塞性疾病患者出现低灌注区，则梗死加重导致病灶扩大的危险性更大[20]。

（4）在使用纤溶药物后，脑组织低灌注区出现了明显改善，可能提示发病 90 天时的临床预后良好[21]。

磁共振血管造影术

与 CT 血管造影术相似，这项技术可以显示颅内及颅外血管，并可以检测到所有的血管狭窄或闭塞。磁共振血管造影术发现动脉狭窄或闭塞的敏感性和特异性的范围较大，为 62%～91%，而 CT 血管造影术则在 86%～97%[22]。急性血栓性闭塞通常显示为大血管中的低信号影像（大脑中动脉或颈内动脉颅内段）。

神经超声学

颈动脉彩色多普勒和经颅多普勒超声是两项对颅外、颅内大动脉血管进行神经血管评估的无创检查方法。这两项检查方法的速度快且可在床旁操作，但很少被纳入脑卒中急性期的诊断流程之中。而其他方法如 CT 血管造影术则更为重要。评价大动脉主干（颈动脉和椎动脉）的目的，例如血管闭塞或动脉夹层，在于强调严重动脉狭窄可能是导致卒中的潜在危险因素或原因。经颅多普勒超声可以显示颅内 Willis 环的血流情况，该诊断仪器基于穿透骨窗的低频脉冲声波的发射。这项检查技术可以在溶栓治疗后评估动脉狭窄、闭塞、侧支循环以及可能的再灌注情况。由于这项检查技术存在着一定限制，使其很少用于急诊检查。这些限制因素包括操作者的经验、骨窗的寻找以及对后循环探查能力不足等问题。基于这些原因，CT 血管造影术因其十分快捷且准确而在临床工作中更受欢迎。

常规血管造影术

常规血管造影术很少用于脑卒中的急性期检查，除非有明确的血管内再灌注治疗指征；这项技术是迄今为止用于研究颅外和颅内循环的最主要和最准确的技术。事实上，该项技术能够探查出血管狭窄及闭塞、夹层、炎症如血管炎等[22]。通过脑血管造影，我们可以了解侧支循环和脑灌注的情况。在急诊情况下，脑血管造影术的使用受到限制，尤其是目前有能够有效替代的检查方法可以提供足够精确的血管图像，帮助我们做出必要的治疗决策，如CT血管造影术。然而，脑血管造影术在敏感性和诊断的特异性方面，均明显高于其他侵入性和创伤小的检查方法，尤其是在对大动脉血管闭塞疾病的诊断方面。通过血管造影术，使药物治疗与血管内介入治疗相结合，从而使实现血管再通成为可能。

1.3 治疗

急性脑卒中治疗的主要目的是挽救尽可能多的脑组织，从而减少急性期后遗留的中、长期后遗症。因此，缺血性脑卒中急性期治疗的主要目标集中在两个方面：①尝试开通闭塞动脉，使其恢复到发病前的血管通畅状态，从而提高动脉再灌注后的氧和葡萄糖供应；②阻断在缺血环境中产生的脑梗死体积增加和代谢紊乱过程。在脑卒中的急性期，血管再灌注和神经保护治疗应作为最紧急的干预措施。其他治疗方案还包括更多需要外科手术干预的侵入性方法。简单地说，这些干预措施（例如颈动脉内膜切除术）旨在减少早期卒中复发的危险，并防止进一步的解剖结构损害和临床病情加重。另一类外科手术治疗（去骨瓣减压术、放置脑室外引流）的目的则在于阻止由于病灶的占位效应而使颅内压继续升高，导致临床病情加重。

1.3.1 再灌注治疗

通过溶栓治疗使闭塞动脉早期再通是保护尚未梗死脑组织的最有效方法。溶栓治疗可导致阻塞血管内的血栓裂解，最终使患者的临床症状得到改善。2002 年发表的早期 meta 分析总结了 2006 名患者的相关数据，证实了血管再通可以明显改善患者发病 3 个月时的临床预后（OR，4.43；95%CI，3.32～5.91）及降低患者的死亡率（OR，0.24；95%CI，0.16～0.35），具有较好的预测预后的作用[23]。该文献还指出，有 24.1%的患者出现了自发性血管再通。然而，机械取栓患者的血管再通率最高（83.6%），其次是采用全身和局部治疗相结合方案的患者（67.5%），还有就是采用血管内治疗的患者（63.2%）。是否能够顺利实现血管再通与某些因素明显相关。首先是血栓的部位和大小：血栓的体积越大，或者闭塞的大血管既往已存在动脉粥样硬化，包括颈内动脉颅外段、颈总动脉和基底动脉尖，均是导致溶栓效果较差的因素[13,24-27]；其次，软脑膜侧支循环的状态也是影响血管再灌注的重要因素之一。溶栓治疗可以在既定的时间窗内进行，超过该时间窗则治疗效果和安全性均会明显下降。脑卒中超急性期患者的管理必须提供快速绿色通路，以便获得及时的治疗[28]。除药物治疗外，近期的研究结果表明采用不同设备装置对合适的患者进行机械再通治疗，对于提高治疗效果具有很大的潜力。

静脉内溶栓治疗

静脉应用阿替普酶［重组组织型纤溶酶原激活剂

（recombinant tissue-type plasminogen activator，rtPA）］已经被证实能够明显降低脑卒中发病后 90 天和 180 天的功能致残率。然而，使用该药的临床效果随着发病时间延长而下降，目前应用的时间窗为 4.5 h。首先，基于既往研究，如 NINDS 所提供的证据，阿替普酶曾应用于临床症状出现3 h以内的患者，可使 38％的患者达到令人满意的功能预后，并且没有明显增加死亡的危险，但安慰剂组该比例仅为 21％[29]。ECASS Ⅲ将阿替普酶的治疗时间窗延长至 4.5 h，并对其治疗效果进行了评价[30]，该研究结果将阿替普酶溶栓的有效性与安慰剂组进行了对比，两组的死亡率和症状性出血率均没有明显差异［OR，1.34；95％CI，1.02～1.76；需治疗人数（number needed to treat，NNT），14］；SITS-ISTR 观察性研究对既往随机试验所得出的结论提供了更多的证据[31]。迄今为止，尚没有文献提供关于阿替普酶在发病 4.5～6 h 的溶栓效果和安全性方面的相关证据。IST-3 纳入了超过 3000 名患者，被认为是关于溶栓治疗时间窗方面的一项最重要的研究[32]，但该研究并没有得到临床有益的结果，特别是对于 1007 名患者的亚组分析显示，在 4.5～6 h 内接受治疗的患者与非治疗组具有统计学差异（47％ *vs.* 43％；OR，1.31；95％CI，0.89～1.93）。2012 年发表的一项 meta 分析纳入了 7000 余名 6 h 内接受治疗的患者[33]，这项全球范围内的分析结果表明接受溶栓治疗的患者预后要优于安慰剂组（OR，1.17；95％CI，1.06～1.29），而在发病 3 h 内进行溶栓治疗则能净获益；而事实上，在发病 3～6 h 内接受溶栓治疗的患者没有从该治疗中显著获益（OR，1.07；95％CI，0.96～1.20）。总之，最近的一项 meta 分析综述了以前发表的试验研究，并分析了近 7000 名患者的研究结果[34]，其主要结论为患者在发病3 h内接受溶栓治疗能够明显获益（OR，1.75；95%CI，1.35～2.27），在 3～4.5 h 内仍可保持这种临床效果（OR，1.26；95%CI，1.05～1.51），然而在 4.5～6 h 内接受溶栓治疗的患者临床效果将会降低（OR，1.15；95%CI，0.95～1.40）。一项重要的发现是这些观察到的临床效果并不取决于患者的年龄或临床严重程度，若将上述获得的数据都考虑在内的话，临床医生可以将其中最重要的信息总结为一个重要结论，即在治疗时间窗内尽早进行溶栓治疗干预是临床治疗有效性的决定因素[35-36]。

脑卒中血管内治疗（动脉溶栓、血栓清除术、血栓抽吸术）

尽管动脉内 rtPA 治疗已经在临床疗效方面显示出了巨大的潜在应用前景，然而对于其有效性仍未得到证实。血管内治疗方法的优势在于相对于全身溶栓治疗药物所需剂量更低，直接可视化血管再通，尤其是可以用于具有静脉溶栓禁忌证的患者。PROACT Ⅱ研究是第一个得出阳性结果的大样本研究[37]。2010 年一项 meta 分析评估了比较动脉溶栓和其他治疗（包括静脉内应用肝素）的试验，试验共纳入 395 名患者，结果显示有明显的临床治疗效果（OR，2.1），尽管患者出现症状性脑出血的概率增加（OR，2.9）[38]。更多的近期研究，如意大利的一项随机试验“SYNTHESIS Expansion”，比较了静脉 rtPA 和动脉 rtPA 治疗的效果，结果证实血管内药物治疗并不比静脉内治疗更有效（OR，0.71；95%CI，0.44～1.14）[39]。联合溶栓治疗（静脉内和动脉内）也称为桥接治疗，是基于两种治疗方法都有效的两个有利因素：一方面，快速给予静脉内治疗可以广泛获得；另一方面，动脉溶栓治疗对于血管再通更为有效，因此可以获得更好的临床结果。尽管这种理论可能包含了动脉溶栓治疗的潜在治疗价值，但 IMS Ⅲ研究结果并没有发现这种联合治疗比静脉内溶栓治疗有更好的临床治疗效果[40]。近期急性脑卒中的治疗相关研究结果发生了很大变化，血管内介入治疗使患者的临床预后获得了更大程度的改善。事实上，在 2015 年初发表了一系列具有一些共同特点的研究结果：①联合溶栓疗法，血管内用药和全身用药；②机械取栓的应用（也称为 Stentriever）；③依据影像学检查所判别的梗死血管部位，仔细准确地选择患者；④在限定的时间窗内（在不同试验中不同），进行静脉 rtPA 溶栓治疗和完成机械取栓的血管内治疗过程。上述试验结果更新了急性缺血性脑卒中的治疗指征和规范：急性缺血性脑卒中患者如为前循环供血区梗死，且有结果表明为大血管闭塞者，推荐采用 Stentriever 进行动脉内机械取栓治疗[41]。这项治疗之前可实施或不实施标准的静脉 rtPA 溶栓治疗，并且，下述标准对这项治疗非常关键：

1. 基础神经影像检查必须除外出血，并且最多显示一个小的缺血性病变。
2. 应用造影剂的影像学检查必须显示为前循环大血管的近端闭塞。
3. 整个治疗过程必须在有丰富经验的临床医疗中心进行，尤其是使用 Stentriever 装置。
4. 机械取栓（表 1-4）必须尽早进行，并尽可能在临床症状出现的 6 h 内进行。

以下是对于以 Stentriever 方式进行机械取栓治疗疗效评价的非常重要的临床试验研究。MR CLEAN 研究将随机选择的在症状出现 6 h 以内进行机械取栓的 500 名前循环动脉近端闭塞的患者纳入试验，并与标准治疗进行了对比

表 1-4　机械取栓的主要试验研究结果

研究名称	中心 (n)	患者数		预后良好者（%）		
		IA	EV	IA	EV	*P*
MR CLEAN	16	233	267	76（32.6）	51（19.1）	<0.01
ESCAPE	22	165	150	87（53）	43（29.3）	<0.01
EXTEND-IA	14	35	35	25（71.4）	14（40）	<0.01
SWIFT PRIME	39	98	97	59（60.2）	33（35.3）	<0.01
REVASCAT	4	103	103	45（43.7）	29（28.2）	<0.01

分析[42]。其中约 90%的患者在以前接受了静脉溶栓治疗。最终的结果证明与标准治疗组相比，机械取栓治疗组患者在 3 个月时的临床结果评价中显示出优越性（OR，1.67；95%CI，1.21～2.30），NNT 为 7.4。并且，在死亡率和症状性出血率方面，机械取栓组与标准治疗组相比也没有明显增加。

ESCAPE 研究纳入 316 名前循环大动脉闭塞的患者，但进行机械取栓的时间延长至症状出现后 12 h 内[13]。这项试验也同样要求进行机械取栓治疗的随机化分组，但该试验排除了 CT 提示存在大面积缺血核心区和未建立有效侧支循环的患者。3 个月后的随访结果显示机械取栓组患者临床治疗效果优越（OR，2.6；95%CI，1.7～3.8；NNT，4.2）。

SWIFT PRIME 研究纳入 196 名年龄在 18～80 岁之间，由影像学检查确诊为前循环大血管闭塞引起的缺血性脑卒中患者[43]。所有患者均在临床症状出现后 4.5 h 内接受静脉内 rtPA 治疗，随机选择可以应用 Solitaire FR 装置进行机械取栓的患者。3 个月后 60%的机械取栓组患者获得了良好的治疗效果，而在对照组中该比例仅为 35%（NNT，4）。

EXTEND-IA 研究纳入 70 名患者[44]，并在这些随机选择的患者中除外缺血核心区大于 70 ml 或没有可挽救的缺血半暗带的患者。将患者随机分为两组：一组为仅接受标准化治疗，另一组为通过 Solitaire FR 进行机械取栓治疗。同样在本项试验中，机械取栓组患者在发病 3 个月后获得了更令人满意的治疗效果（71% *vs.* 40%；NT，3.2），而且患者的死亡率和症状性脑出血发生率也没有明显增加。

REVASCAT 研究随机纳入 206 名发病 8 h 内进行机械取栓的缺血性脑卒中患者，并与仅给予药物治疗的患者进行了对比分析[45]，结果显示血管内治疗患者发病 3 个月后致残率明显降低，临床预后较好（44% *vs.* 28%；NT，6.3），而且患者死亡或发生症状性脑出血的危险也没有明显增加。

综上所述，以前研究提供的证据表明，除了静脉溶栓治疗外，早期使用 Stentriever 装置的机械取栓术可以有效减少大血管闭塞所致卒中患者的致残率[46-47]。获得功能独立的 NNT 值介于 3～7.5 之间。与既往经验和试验不同，仔细筛选适合在全身性溶栓治疗基础上进行机械取栓的患者，是取得最佳临床治疗效果并且危险最小化的关键因素[48]。特别是基础 CT 扫描诊断为颅内主要动脉闭塞（颈内动脉末端、大脑中动脉 M1/M2 段、大脑前动脉 A1/A2 段）和没有发现大面积梗死的证据，是选择机械取栓患者的两个关键因素。

尽管缺少随机试验研究结果的证据，目前仅有一些临床观察研究，但另一种动脉再通治疗方法，即“直接血栓抽吸术”正在许多临床医学中心快速广泛地应用。该治疗方法是应用一种柔软但宽管腔的特殊颅内动脉导管（新上市），在颅内导航系统引导下接近血栓的部位，然后血栓可被手动抽吸（通过导管腔内产生的负压）或能通过与导管相连的外部吸引泵将血栓抽吸清除。一些研究认为这种治疗方法可使闭塞的血管迅速再通。

溶栓治疗相关的出血并发症

溶栓治疗相关的颅内出血并发症可以分为三类：脑出血、症状性和非症状性颅内出血。症状性颅内出血是指出血导致明显的神经功能受损（NIHSS 评分至少 4 分或者死亡）。一些因素与溶栓治疗后出现颅内出血并发症有关，尤其是高龄和发病时临床严重程度，这两个因素是与颅内出血并发症危险性增加相关的重要因素。NINDS 研究显示临床严重程度与颅内出血明显相关（OR，1.8；95%CI，1.2～2.9），这项研究还指出在基础 CT 扫描中有早期缺血征象（如水肿或占位效应）的患者发生颅内出血并发症的危险性更高（OR，7.8；95%CI，2.2～27.1）[49]。其他因素，例如心力衰竭、高血糖、脑白质疏松、DWI-MR 影像上脑梗死面积扩大、rtPA 治疗后血管仍持续闭塞、肾衰竭以及心房颤动，也能够增加溶栓治疗患者出血并发症的危险[50-51]。心房颤动患者需要口服抗凝药物治疗，有些临床研究的 meta 分析提示使用华法林的患者，即使未达到治疗剂量的 INR 值，也会显著增加颅内出血的危险（OR，2.6；95%CI，1.1～5.9）[52]。另一项在美国注册超过 23 000 名受试者的研究结果显示，尽管患者的 INR 在 1.7 以下，在根据年龄、性别、临床严重程度、收缩压及血糖调整了模型后，并未证实使用抗凝药物会增加出血并发症的危险[53]。

1.3.2 神经保护治疗

缺血性脑卒中急性期进行神经保护治疗的主要目的是调节动脉闭塞后一系列复杂的病理生理学过程。由于在此类疾病中不同的机制相互影响，许多因素参与了这一过程，因此应用的神经保护治疗方法也十分复杂，具有多种不同的治疗路径，特别是有些重要的靶点已被认为具有神经保护作用。首先，炎症反应是一个多种因素在大脑损伤中相互作用而导致梗死面积增大的复杂过程，因此许多治疗方法尝试以黏附分子和细胞因子为靶向目标[54]。其次的靶点是氧化应激反应，这是缺血性损伤后整个过程的关键环节，它不仅可由炎症反应引起，同时也可由低氧分压状态中兴奋性细胞毒性所致。细胞凋亡和自噬是一种极其复杂的过程，已有研究表明在这个过程中转录蛋白和分子递质可以产生神经保护性物质[55]。虽然一些Ⅱ期试验已经显示出一些神经保护治疗有效的结果，但Ⅲ期试验至今仍未有任何结果证明神经保护治疗有效。

1.3.3 外科治疗

颈动脉内膜切除术在急症中的应用和颅外-颅内搭桥手术

颈动脉内膜切除术（carotid endarterectomy，CEA）是一种能够降低有症状和无症状患者脑卒中危险性的有效治疗方法[56-57]。尽管北美症状性颈动脉内膜切除术试验（North American Symptomatic Carotid Endarterectomy Trial，NASCET）和无症状性颈动脉粥样硬化试验（Asymptomatic Carotid Atherosclerosis Trial，ACAS）均显示进行CEA治疗患者与药物治疗患者相比发生卒中的危险性明显降低，但是这些研究中因为合并症和高龄而除外的亚组患者的临床疗效仍不清楚[58-59]。脑卒中急性期（前4天内）或紧急时段（最初24 h内）接受外科手术的适应证主要涉及接受药物治疗患者早期卒中再发的预防和准备血运重建的患者[60]。其益处与血栓栓塞的原因能否清除有关，例如“软”斑块或“不稳定”斑块，或从缺血“半暗带”脑组织恢复到正常再灌注。早期手术治疗似乎比延迟3周进行手术治疗患者的卒中复发危险性更低[61]。在 NASCET 研究中，转诊外科手术与早期外科手术治疗相比，其脑卒中复发的危险性估计增高 9.5%。然而，后者可能会由缺血性脑卒中转化为出血性脑卒中而使脑水肿加重，或因突然恢复正常灌注而出现高灌注综合征。因此，对于那些神经功能状态不稳定和颈动脉完全闭塞的患者，早期手术的有效性受到质疑。另外，对于该亚组患者，据估计其发生卒中的危险性可达 16%，而死亡的危险性高达 21%。如果梗死组织直径增加超过 1 cm，则发生神经功能永久性损害的危险性可增加 1.7 倍。最后，有些研究表明，当“进展性脑卒中”和“逐渐加重的短暂性脑缺血发作（TIA）”患者在住院早期施行外科手术治疗时，其卒中发生率和死亡率显著升高，分别为 20.2%和 11.4%。颈动脉血管成形术和支架置入术最初是在合并症发生率高的患者中作为开放性外科手术的侵袭性较小的替代方法而开展的。CREST 试验（颈动脉血运重建：动脉内膜切除术与支架置入术试验）在 4 年后研究结束时，评估颈动脉狭窄患者进行外科手术与支架置入术治疗的死亡率以及神经系统和心脏并发症的危险性，研究结果显示两种治疗方法之间缺乏显著性差异（95%CI，0.81～1.51；P=0.51）[62]。然而，这项研究包括了有症状和无症状的患者。

综上所述，早期手术（急诊或急症）的疗效似乎在临床状态稳定的患者中得到体现，其神经影像学检查可见小梗死灶及由次全闭塞性狭窄导致的周围较大范围的缺血“半暗带”。另一指征是 CEA 手术后出现急性神经功能缺损，疑似颈动脉术后血栓形成（Ⅱb 类推荐，B 级证据）。相反，在神经系统功能不稳定的“进展性卒中”或“逐渐加重的 TIA”患者中，早期手术治疗的效果尚未得到证实

（Ⅱb 类推荐，B 级证据）。要特别关注与 CEA 手术风险相关的一些因素：对侧颈动脉血栓形成、颈动脉分叉部位较高，以及应用转流、补片修补或直接修复术[63]。存在对侧颈动脉闭塞时与 CEA 相关的危险性仍有争议。NASCET 和 ACAS 研究分析表明，CEA 手术治疗患者存在对侧颈动脉闭塞（contralateral carotid occlusion，CCO）时，发生脑卒中和死亡的危险性增加。Dalainas 等观察了 373 例进行了 CEA 治疗并存在 CCO 的患者[64]，发现存在 CCO 患者与无 CCO 患者的围术期脑卒中或死亡危险性没有明显差异。Rockman 等的一项类似研究也得到了相似的结果[65]。此外，在 CEA 期间是否使用转流也引起了广泛的争议。最新的随机试验 meta 分析发现，外科医生在 CEA 后进行常规转流和选择性转流的结果无明显差异。在具有 CCO 的 CEA 术后患者中，多项观察性研究也没有发现转流对卒中或死亡有明显的影响。

然而，Goodney 证实在 CCO 存在的情况下，患者在 CEA 术后发生卒中或死亡的危险性增加，并且不常做转流手术的外科医生施行转流手术也会增加卒中发生的危险性[66]。事实上，对侧颈动脉闭塞、转流和修补术的应用以及颈动脉分叉部位较高都是这种手术的危险因素，这与手术时间延长及缺乏血管代偿有关。因此，许多方面与监测和阻断夹闭术有关系，通常这些结果还有待确定。有研究表明，脑电图（electroencephalography，EEG）作为发现阻断夹闭术引起的脑缺血指数有一定价值。已报道脑电图所见与检测的脑血流量（CBF）之间密切相关，临床经验也显示没有脑电图变化的患者能够耐受暂时性颈动脉阻断。如没有脑电图改变，至少在全身麻醉和完全肝素化的情况下，对于相对长时间的颈动脉阻断（40～50 min）可具有很好耐受性。在存在持续性脑电图改变的情况下，行颈内动脉（ICA）阻断夹闭术患者似乎不能同等耐受。Collice 的系列研究表明在这种情况下，神经功能缺损的发生与进行阻断夹闭的持续时间有关：事实上，阻断夹闭 15～30 min 的患者可出现术后一过性神经功能缺损[67]。总之，由经验丰富的术者进行 CEA 手术操作，会明显降低多数患者围术期发生脑卒中或死亡的危险性。虽然我们观察到存在多种合并症的患者在围术期的死亡率有明显增加的趋势，但在具有这些危险因素的患者中，其不良事件发生率仍然在已报道的随机试验范围内和美国心脏协会的临床指南范围内，即在无症状患者中脑卒中-死亡联合发生率为 3%，在有症状患者中则为 6%。换句话说，只有围术期并发症发生率为 3%或更低的临床医疗中心才应考虑开展此类手术。

5%～10%颈动脉性 TIA 或轻微脑卒中的患者源自颈动脉闭塞，很少是因为 MCA 远端或近端的闭塞所致。这些损害可以通过颈外动脉的一个分支，通常是颞浅动脉，与 MCA 的周围分支进行吻合来代偿。开通此类侧支循环，可改善 MCA 远端血管床的血液供应，并降低发生脑卒中的危险性或降低卒中临床严重程度。然而，开展颞浅动脉和大脑中动脉之间的血管吻合术治疗对于预防 MCA 或 ICA 狭窄或闭塞患者的卒中发生并没有明显的临床获益。最近一项颈动脉闭塞手术研究结果显示，对于症状性动脉粥样硬化性 ICA 闭塞患者，将此类搭桥手术作为其治疗干预手段并未发现具有明显的临床获益[68]。同时，罕有关于早期搭桥手术能够改善患者预后的报道，但有可引发出血性并发症的报道。有关于进行早期外科手术取栓的报告。总之，用于缺血性脑卒中治疗的颅外-颅内搭桥手术并没有显示出明显的临床效果。因此，在多数情况下，血管内治疗方法仍是一种更好的临床选择。

去骨瓣减压术

约10%的缺血性脑卒中是颈内动脉远端或MCA的M1段闭塞导致的大面积梗死，并可产生严重的大脑半球水肿。这些患者经常出现偏瘫、强迫头位、双眼凝视、失语或对侧偏身忽视综合征[69]。尽管有诸如过度换气、甘露醇、巴比妥酸盐镇静和低体温等医疗干预措施，但死亡率据估计达50%～78%。依据临床经验，患者意识水平多在48 h期间逐渐下降，最终在48～96 h内可形成小脑幕裂孔疝。去骨瓣减压术主要用于降低升高的颅内压（intracranial pressure，ICP）以及缓解由多种病理机制导致的脑水肿，这项技术首次应用于1905年。为建立积极干预性治疗的客观标准，许多研究者会从患者临床症状明显加重时即开始测量ICP。在一项早期的研究中，ICP值大于15 mmHg的恶性脑梗死患者临床未能存活[70]。在其他学者随后的研究中显示，当ICP高于30 mmHg时，会导致绝大多数患者发生致命性损害。除了患者的临床表现以外，神经影像学标准还可以帮助确诊哪些早期卒中患者最容易发展成为恶性梗死。在恶性脑血管意外（cerebrovascular accident，CVA）患者中，CT扫描可见MCA供血区有大面积的低密度影。随着患者的临床症状加重，CT扫描还可显示病灶的占位效应、基底池消失、脑室系统受压、中线移位，以及脑组织穿过大脑镰、枕骨大孔、小脑幕而形成脑疝。这些患者在发病后2天内，意识障碍进行性加重。此后，在卒中发作后2～4天内，可出现小脑幕切迹疝的症状。在脑卒中发病12 h内患者的这种临床表现可伴有脑动脉主干梗死的CT早期征象。由于目前还没有任何临床治疗模式被证明优于其他治疗方法，因此这类患者的临床治疗方案是每个医院根据情况而定。颅内高压导致脑灌注压降低而产生全脑血液供应减少。由于机械压力和ICP的增高，其他颅内大血管可被肿胀的组织压迫，对硬脑膜边缘或者颅骨产生挤压作用。这种结果可导致继发性的脑梗死体积进一步扩大。去骨瓣减压术同样也可以应用于脑梗死溶栓治疗后并发出血的患者，或是既往小梗死患者因为进行抗凝治疗而导致梗死灶进一步增大的患者。

ICP 监测已经被指南推荐用于指导和确定外科手术的时间[71]。尽管给予了药物治疗，但当 ICP 监测值大于 25 mmHg 时，可作为外科手术干预治疗的指标。在 ICP 测量值升高之前，出现的一系列典型的临床症状和体征统称为“恶性脑血管病综合征”。因此，在这些患者中进行 ICP 监测是否有价值尚有争议。然而，脑组织移位而不是 ICP 升高是发病早期意识降低的最常见原因。目前，干预治疗的最佳时间窗尚不完全清楚。在最近包括三项主要随机试验研究结果的 Cochrane 回顾分析中，Flores 等评估了减压手术治疗对于急性大面积缺血性脑卒中并发脑水肿患者的影响，以判断减压手术是否有效改善严重残疾率或生存率[72]。在该研究中，随访结束时的结局为患者死亡或者致残，被定义为在随访结束时 mRS＞3；死亡或严重致残，被定义为发病 12 个月时 mRS＞4。该结果应用 OR 及 95％CI 表示。

总之，降低颅内压力的手术治疗可以降低患者死亡危险以及死亡或严重残疾的联合结局。因此，尽管可能以致残为代价来提高患者的生存率，但当临床情况需要时应该将这种治疗方法作为首选方法。需要进一步研究以明确这种干预治疗对于 60 岁以上患者是否有益，还需要更多关于卒中后不同致残程度患者疗效价值方面的信息。

参考文献

1. Mozaffarian D, Benjamin EJ, Go AS et al (2015) Heart disease and stroke statistics—2016 update a report from the American Heart Association. Circulation 132. doi: 10.1161/CIR.0000000000000350.
2. Adams HP Jr, Davis PH, Leira EC et al (1999) Baseline NIH Stroke Scale score strongly predicts outcome after stroke: a report of the Trial of Org 10172 in Acute Stroke Treatment (TOAST). Neurology 53:126
3. Bonita R, Beaglehole R (1998) Modification of Rankin Scale: recovery of motor function after stroke. Stroke 19:1497
4. Wardlaw JM, Mielke O (2005) Early signs of brain infarction at CT: observer reliability and outcome after thrombolytic treatment-systematic review. Radiology 235:444
5. Leys D, Pruvo JP, Godefroy O et al (2001) Prevalence and significance of early ischemic changes on computed tomography in acute stroke. JAMA 286:2830
6. Patel SC, Levine SR, Tilley BC et al (2001) Lack of clinical significance of early ischaemic changes on computed tomography in acute stroke. JAMA 286:2830
7. Wardlaw JM, Dorman JP, Lewis SC, Sandercock PA (1999) Can stroke physicians and neuroradiologists identify signs of early cerebral infarction on CT? J Neurol Neurosurg Psychiatry 67:651
8. Barber PA, Demchuk AM, Zhang J, Buchan AM (2000) Validity and reliability of a quantitative computed tomography score in predicting outcome of hyperacute stroke before thrombolytic therapy. ASPECT Study Group Alberta Stroke Programme Eraly CT Score. Lancet 355:1670
9. Parsons MW, Pepper EM, Chan V et al (2005) Perfusion computed tomography: prediction of final infarct extent and stroke outcome. Ann Neurol 58:672
10. Menon BK, d'Esterre CD, Qazi EM et al (2015) Multiphase CT angiography: a new tool for the imaging triage of patients with acute ischemic stroke. Stroke 46:3020–3035
11. Goyal M, Demchuk AM, Menon BK et al (2015) Randomized assessment of rapid endovascular treatment of ischaemic stroke. N Engl J Med 372:1019

12. Allmendinger AM, Tang ER, Lui YW, Spektor V (2012) Imaging of stroke: part 1, perfusion CT- overview of imaging technique, interpretation pearls, and common pitfalls. AJR Am J Roentgenol 198:52
13. Lev MH (2013) Perfusion imaging of acute stroke: its role in current and future clinical practice. Radiology 266:22
14. Fiebach JB, Schellinger PD, Gass A et al (2004) Stroke magnetic resonance imaging is accurate in hyperacute intracerebral haemorrhage: a multicentre study on the validity of stroke imaging. Stroke 35:502
15. Warach S, Gaa J, Siewert B et al (1995) Acute human stroke studied by whole brain echo planar diffusion-weighted magnetic resonance imaging. Ann Neurol 37:231
16. Schellinger PD, Bryan RN, Caplan LR et al (2010) Evidenced-based guideline: the role of diffusion and perfusion MRI for the diagnosis of acute ischemic stroke: report of the Therapeutics and Technology Assessment Subcommittee of the American Academy of Neurology. Neurology 75:177
17. Hjort N, Butcher K, Davis SM et al (2005) Magnetic resonance imaging criteria for thrombolysis in acute cerebral infarct. Stroke 36:388
18. Beaulieu C, de Crespigny A, Tong DC et al (1999) Longitudinal magnetic resonance imaging study of perfusion and diffusion in stroke: evolution of lesion volume and correlation with clinical outcome. Ann Neurol 46:568
19. Neumann-Haefelin T, Wittsack HJ, Wenserski F et al (1999) Diffusion- and perfusion-weighted MRI. The DWI/PWI mismatch region in acute stroke. Stroke 30:1591
20. Rordorf G, Koroshetz WJ, Copen WA et al (1998) Regional ischemia and ischemic injury in patients with acute middle cerebral artery stroke as defined by early diffusion-weighted and perfusion-weighted MRI. Stroke 29:939
21. Chalela JA, Kang DW, Luby M et al (2004) Early magnetic resonance imaging findings in patients receiving tissue plasminogen activator predict outcome: insights into the pathophysiology of acute stroke in the thrombolysis area. Ann Neurol 55:105
22. Latchaw RE, Alberts MJ, Lev MH et al (2009) Recommendations for imaging of acute ischemic stroke: a scientific statement from the American Heart Association. Stroke 40:3646
23. Rha JH, Saver JL (2007) The impact of recanalization on ischaemic stroke outcome: a meta-analysis. Stroke 38:967

24. Goyal M, Menon BK, Derdeyn CP (2013) Perfusion imaging in acute ischemic stroke: let us improve the science before changing clinical practice. Radiology 266:16
25. Zangerle A, Kiechl S, Spiegel M et al (2007) Recanalization after thrombolysis in stroke patients: predictors and prognostic implications. Neurology 68:39
26. Georgiadis D, Oehler J, Schwarz S et al (2004) Does acute occlusion of the carotid T invariably have a poor outcome? Neurology 63:22
27. Vidale S, Arnaboldi M (2014) Treatment of basilar artery occlusion. Ann Neurol 74:161
28. Burns JD, Green DM, Metivier K, DeFusco C (2012) Intensive care management of acute ischaemic stroke. Emerg Med Clin North Am 30:713
29. Kwiatkowski TG, Libman RB, Frankel M et al (1999) Effects of tissue plasminogen activator for acute ischaemic stroke at one year. National Institute of Neurological Disorders and Stroke Recombinant Tissue Plasminogen Activator Stroke Study Group. N Engl J Med 340:1781
30. Hacke W, Kaste M, Bluhmki E et al (2008) Thrombolysis with alteplase 3 to 4.5 hours after acute ischemic stroke. N Engl J Med 359:1317
31. Wahlgren N, Ahmed N, Dávalos A et al (2008) Thrombolysis with Alteplase 3–4.5 h after acute ischaemic stroke (SITS-ISTR): an observational study. Lancet 372:1303
32. IST-3 collaborative group, Sandercock P, Wardlaw JM et al (2012) The benefits and harms of intravenous thrombolysis with recombinant tissue plasminogen activator within 6 h of acute ischaemic stroke (the third international stroke trial [IST-3]): a randomised controlled trial. Lancet 379:2352
33. Wardlaw JM, Murray V, Berge E et al (2012) Recombinant tissue plasminogen activator for acute ischaemic stroke: an updated systematic review and meta-analysis. Lancet 379:2364
34. Emberson J, Lees KR, Lyden P et al (2014) Effect of treatment delay, age, and stroke severity on the effects of intravenous thrombolysis with Alteplase for acute ischaemic stroke: a meta-analysis of individual patient data from randomised trials. Lancet 384:1929
35. Saver JL, Fonarow GC, Smith EE et al (2013) Time to treatment with intravenous tissue plasminogen activator and outcome from acute ischaemic stroke. JAMA 309:2480
36. Vidale S, Agostoni E (2014) Thrombolysis in acute ischaemic

stroke. Brain 137:e281
37. Furlan A, Higashida R, Wechsler L et al (1999) Intra-arterial prourokinase for acute ischaemic stroke. The PROACT II study: a randomized controlled trial Prolyse in Acute Cerebral Thromboembolism. JAMA 282:2003
38. Lee M, Hong KS, Saver JL (2010) Efficacy of intra-arterial fibrinolysis for acute ischemic stroke: meta-analysis of randomized controlled trials. Stroke 41:932
39. Ciccone A, Valvassori L, Nichelatti M et al (2013) Endovascular treatment for acute ischaemic stroke. N Engl J Med 368:904
40. Broderick JP, Palesch YY, Demchuk AM et al (2013) Endovascular therapy after intravenous t-PA versus t-PA alone for stroke. N Engl J Med 368:893
41. Powers WJ, Derdeyn CP, Biller J et al (2015) AHA/ASA Focused Update of the 2013 Guidelines for the Early Management of Patients With Acute Ischaemic Stroke Regarding Endovascular Treatment: a Guideline for Healthcare Professionals From the American Heart Association/American Stroke Association. Stroke 46(10):3020–3035
42. Berkhemer OA, Fransen PS, Beumer D et al (2015) A randomized trial of intra-arterial treatment for acute ischaemic stroke. N Engl J Med 372:11
43. Saver JL, Goyal M, Bonafe A et al (2015) Stent-retriever thrombectomy after intravenous t-PA vs t-PA alone in stroke. N Engl J Med 372:2285
44. Campbell BC, Mitchell PJ, Kleinig TJ et al (2015) Endovascular therapy for ischaemic stroke with perfusion-imaging selection. N Engl J Med 372:1009
45. Jovin TG, Chamorro A, Cobo E et al (2015) Thrombectomy within 8 hours after symptom onset in ischaemic stroke. N Engl J Med 372:2296
46. Prabhakaran S, Ruff I, Bernstein RA (2015) Acute stroke intervention: a systematic review. JAMA 313:1451
47. Campbell BC, Donnan GA, Lees KR et al (2015) Endovascular stent thrombectomy: the new standard of care for large vessel ischaemic stroke. Lancet Neurol 14:846
48. Hacke W (2015) Interventional thrombectomy for major stroke–a step in the right direction. N Engl J Med 372:76
49. The NINDS t-PA Stroke Study Group (1997) Intracerebral haemorrhage after intravenous t-PA therapy for ischaemic stroke. Stroke 28:2109
50. Khatri P, Wechsler LR, Broderick JP (2007) Intracranial haem-

orrhage associated with revascularization therapies. Stroke 38:431
51. Whiteley WN, Slot KB, Fernandes P et al (2012) Risk factors for intracranial haemorrhage in acute ischaemic stroke patients treated with recombinant tissue plasminogen activator: a systematic review and meta-analysis of 55 studies. Stroke 43:2904
52. Miedema I, Luijckx GJ, De Keyser J et al (2012) Thrombolytic therapy for ischaemic stroke in patients using warfarin: a systematic review and meta-analysis. J Neurol Neurosurg Psychiatry 83:537
53. Xian Y, Liang L, Smith EE et al (2012) Risks of intracranial hemorrhage among patients with cute ischemic stroke receiving warfarin and treated with intravenous tissue plasminogen activator. JAMA 307:2600
54. Reza Noorian A, Nogueira R, Gupta R (2011) Neuroprotection in acute ischaemic stroke. J Neurosurg Sci 55:127
55. Sahota P, Savitz SI (2011) Investigational therapies for ischaemic stroke: neuroprotection and neurorecovery. Neurotherapeutics 8:434
56. Brott TG, Halperin JL, Abbara S et al (2011) 2011 ASA/ACCF/AHA/AANN/AANS/ACR/ASNR/CNS/SAIP/SCAI/SIR/SNIS/SVM/SVS Guideline on the Management of Patients With Extracranial Carotid and Vertebral Artery Disease. Circulation 124:e54
57. Ferguson GG, Eliasziw M, Barr HW et al (1999) The North American Symptomatic Carotid Endarterectomy Trial: surgical results in 1415 patients. Stroke 30:1751
58. Executive Committee for the ASYl1lptomatic Carotid Atherosclerosis Study (1995) Endarterectomy for asymptomatic carotid artery stenosis. JAMA 273:1421
59. Huber R, Müller BT, Seitz RJ, Siebler M, Mödder U, Sandmann W (2003) Carotid surgery in acute symptomatic patients. Eur J Vasc Endovasc Surg 25:60
60. Paty PS, Darling RC 3rd, Feustel PJ et al (2004) Early carotid endarterectomy after acute stroke. J Vasc Surg 39:148
61. Brott TM, Hobson RW, Howard G et al (2010) Stenting versus endarterectomy for treatment of carotid-artery stenosis. N Engl J Med 363:11
62. Rockman C (2004) Carotid endarterectomy in patients with contralateral carotid occlusion. Semin Vasc Surg 17:224
63. Dalainas I, Nano G, Bianchi P, Casana R, Malacrida G, Tealdi DG (2007) Carotid endarterectomy in patients with contralateral carotid artery occlusion. Ann Vasc Surg 21:16–22, Med

2010;363(1):11e23

64. Rockman CB, Su W, Lamparello PJ, Adelman MA, Jacobowitz GR, Gagne PJ et al (2002) A reassessment of carotid endarterectomy in the face of contralateral carotid occlusion: surgical results in symptomatic and asymptomatic patients. J Vasc Surg 36:668
65. Bond R, Rerkasem K, Counsell C, Salinas R, Naylor R, Warlow CP et al (2002) Routine or selective carotid artery shunting for carotid endarterectomy (and different methods of monitoring in selective shunting). Cochrane Database Syst Rev CD000190
66. Goodney PP, Wallaert JB, Scali ST et al (2012) Impact of practice patterns in shunt use during carotid endarterectomy with contralateral carotid occlusion. J Vasc Surg 62:61
67. Collice M, Arena O, Fontana RA, Mola M, Galbiati N (1986) Role of EEG monitoring and cross-clamping duration in carotid endarterectomy. J Neurosurg 65:815
68. Grubb RL Jr, Powers WJ, Clarke WL et al (2013) Surgical results of the Carotid Occlusion Surgery Study. J Neurosurg 118:25
69. Ropper AH, Shafran B (1984) Brain edema after stroke: clinical syndrome and intracranial pressure. Arch Neurol 41:26
70. Schwab S, Aschoff A, Spranger M et al (1996) The value of ICP monitoring in acute hemispheric stroke. Neurology 47:393
71. Poca MA, Benejam B, Sahuquillo J et al (2010) Monitoring intracranial pressure in patients with malignant middle cerebral artery infarction: is it useful? J Neurosurg 112:648
72. Flores SC, Berge E, Whittle IR (2012) Surgical decompression for cerebral edema in acute ischaemic stroke Cochrane Database Syst Rev 1:CD003435. doi:10.1002/14651858.CD003435

第 2 章
临床病例

Marco Longoni，Giuseppe D'Aliberti，
Valentina Oppo，Luca Valvassori

杨 娜　李雪梅　译　冯玉婧　李建全　校

在这一章，我们将讲解一系列临床病例，并逐一解释不同病例的病理机制。

2.1　病例分析 1

患者男性，62 岁。病史：既往高血压病和脂代谢异常以及吸烟史。正在服用阿司匹林、血管紧张素转化酶抑制剂、他汀类调脂药。患者因出现完全性失语和右侧肢体轻偏瘫，被紧急送往一家临床医疗中心（high-complexity hospital，Hub）的急诊科。患者在长途旅行和从事强体力活动后发病，神经功能缺损症状开始于 20：45，20：50 呼叫医疗急救中心。在院前转运过程中采用了"卒中编码"中最严重的级别，这意味着所接收医院已处于预警状态。21：25 患者到达急诊科，神经内科医生已在急诊科等候接诊。接诊时，患者神志清晰，查体合作，完全性失语，同时存在双眼向左侧凝视，第Ⅶ对脑神经中枢性损害体征。NIHSS＝9/42：0-2-1-0-0-1-(0-0-0-0)-0-0-3-2-0。急诊抽血化验，并进行 12 导联心电图检查；测血压 130/80 mmHg，

心率 70 次/分，心律规整，外周血氧饱和度为 97%。21：45 进行脑 CT 平扫和三期 CT 脑血管造影（图 2-1），以进一步了解脑血管侧支循环状态。

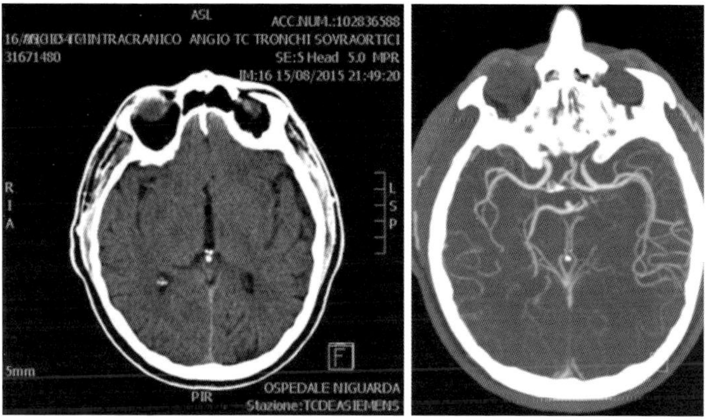

图 2-1

Alberta 脑卒中项目早期 CT 评分（ASPECTS）为 10 分。CT 脑血管造影显示无颅内、外大血管闭塞。

经病例讨论后一致认为，没有证据显示需要进行血管内机械取栓治疗。22：00，溶栓治疗开始（阿替普酶 76.5 mg，其中 7 mg 静脉内推注，剩余 69.5 mg 连续静脉滴注 60 min）。同时，化验检查结果均正常。在阿替普酶给药期间的临床管理和 NIHSS 评分如下：

22：15　血压 130/80 mmHg，NIHSS=7/42

22：30　血压 140/80 mmHg，NIHSS=7/42

22：45　血压 120/80 mmHg，NIHSS=7/42

23：00　血压 130/75 mmHg，NIHSS=7/42

从应用阿替普酶开始，持续监测血压、心率和血氧饱和度。每 5 min 测量一次血压，每 15 min 进行一次临床神经功能缺损评分。在溶栓治疗结束时，患者被送往卒中单元。症状发作后 24 h，复查脑 CT 平扫（图 2-2）。

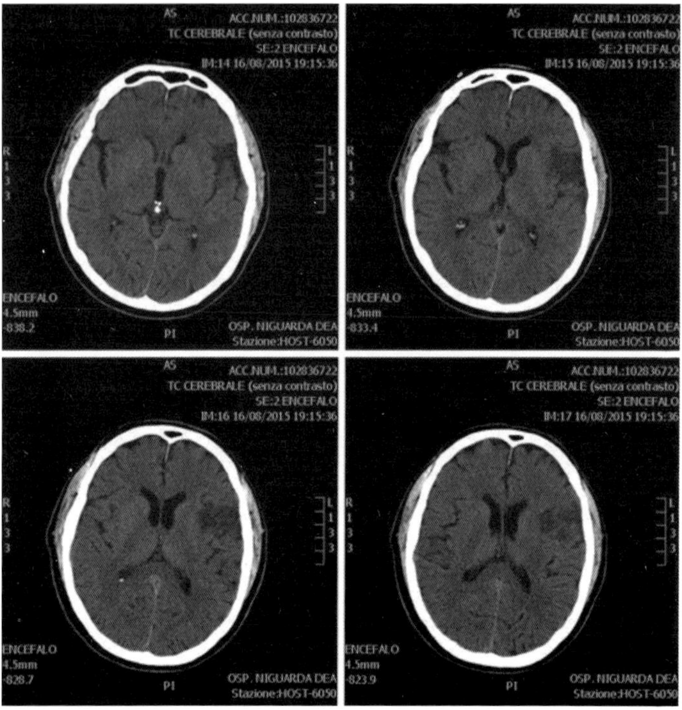

图 2-2

如图左侧大脑中动脉供血区出现局灶性低密度病灶。

给予阿司匹林每日 100 mg 进行抗血小板治疗。24 h 后 NIHSS 评分为 4/42。临床显示患者神志清楚，可说一些单词，可以理解并且执行简单的口令，右侧肢体瘫痪完全缓解。7 天后患者恢复较好，症状进一步改善，NIHSS=2/42。

2.1.1　专题讨论

- 急性卒中患者的院前和院内路径中的“卒中编码”有

何应用价值？

“卒中编码”是指在院前和院内路径中对病情严重程度的编码，是最大程度缩短患者的整体救治时间和尽可能避免出现延误救治时间的一项非常重要的措施，也是事关急性脑卒中患者临床疗效的基本管理方法[1]。在各类临床研究中，将“卒中编码”应用于院前运送及院内治疗途径，以使急性卒中患者尽可能获得最佳的治疗[2]。换言之，“卒中编码”是一个系统变量，它对于患者能否获得良好的临床预后起着至关重要的作用[3-5]。

- 三期 CT 脑血管造影术在卒中急性期诊断中的作用如何？

CT 血管造影术是一种迅速诊断血管闭塞部位及长度的方法。CT 血管造影的使用对于选择最佳血运重建治疗方案（全身性溶栓治疗、静脉内溶栓与机械取栓相结合的桥接治疗）具有决定性作用。此外，通过 CT 血管造影了解血管的解剖结构使医务人员能够合理选择血管内治疗方案。最后，很重要的一点是使用三期成像技术（颅外-颅内动脉期、静脉期和后期颅内相）能够客观地反映是否存在侧支循环。最近关于机械取栓与药物治疗的 ESCAPE 试验（见第一章），在患者选择何种治疗方案时使用了这种方法，证明了侧支循环的存在与良好预后相关，并提示治疗窗可以适当延长。

2.2　病例分析 2

患者男性，51 岁。病史：既往高血压、代谢综合征和吸烟史（每日 40 支），并应用血管紧张素转化酶抑制剂治疗。患者晨起 5：30 时因卒中发病独自来到临床医疗中心急诊科。起病时间为 4：00，症状为左侧偏身瘫痪。神经内科医生分别于 5：40 和 5：43 对患者进行了评估，并与神经血管介入科医生取得联系。神经系统查体发现患者左侧视野缺损，左侧第Ⅶ对脑神经功能障碍，左侧上、下肢瘫痪，且左上肢轻瘫。NIHSS＝11/42＝0-0-0-0-0-2-(0-4-0-2)-1-0-1-1＝11。6：05 时，对患者进行了脑 CT 平扫及三期 CT 脑血管造影术（图 2-3）。

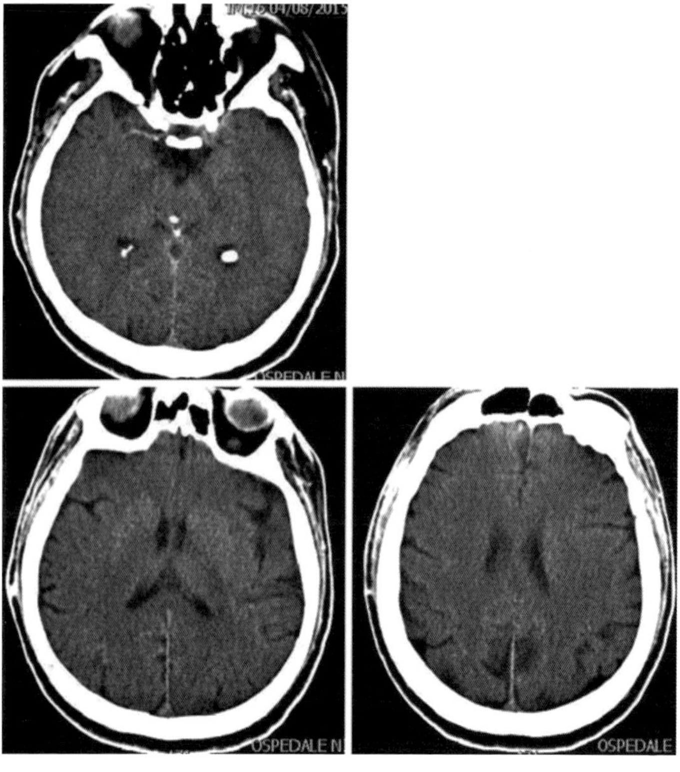

图 2-3

ASPECT 9/10（右侧基底节区低密度影），右侧大脑中动脉高密度影。

CT 血管造影：可见由动脉粥样硬化斑块所致的右侧颈内动脉起始段闭塞（图中未显示），颈内动脉颅内段经由眼动脉血运重建，同时，右侧大脑中动脉 M1 段闭塞，并通过常规的侧支循环吻合提供了良好的血供代偿。

6：20 时，血压为 140/85 mmHg，NIHSS＝11/42。应用阿替普酶 81 mg 开始溶栓治疗，其中 8 mg 静脉推注，其余 73 mg 持续静脉滴注 60 min。与此同时，做好了将患者运送至血管造影室的准备工作。应用阿替普酶后的临床效果如下：

6：35　NIHSS＝11/42

6：50　NIHSS＝11/42

7：05　NIHSS－11/42

患者于 7：20 到达血管造影室，7：41 获得了第一组血管造影图像（图 2-4）。

手术过程记录：初步血管造影证实右侧颈内动脉起始部闭塞（图 2-4 A）和同侧大脑中动脉 M1 段闭塞（图 2-4 D 至 F）。微导丝首先通过闭塞的血管，进行血管成形球囊扩张术，之后放置支架以保证血管再通（图 2-4 A 至 C）。血栓吸引导管尽量进入大脑中动脉远端，通过抽吸将血栓吸出，使半球的血运完全再通（图 2-4 E 至 G）。

9：10 上述操作结束，结束时 NIHSS＝2/42，患者遗留左侧轻度中枢性面瘫和左上肢肌力轻度下降。

血管造影后进行脑 CT 平扫显示没有出血并发症。给予静脉推注阿昔单抗 22.5 mg（0.25 mg/kg），然后 12 h 持续静脉滴注阿昔单抗［剂量 0.125 μg/（kg・min），稀释到 50 ml 生理盐水中］。24 h 后，应用阿司匹林和噻氯匹定进行双联抗血小板治疗。该患者还进行了磁共振成像（MRI）检查（图 2-5）。

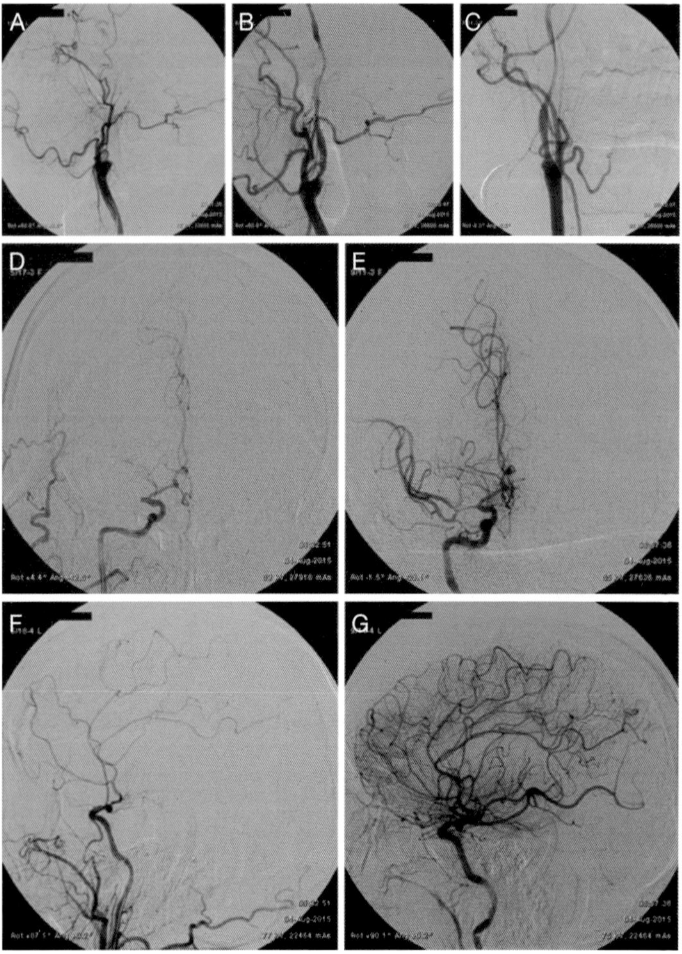

图 2-4

MRI 结果显示，仅有豆状核及右侧脑室周围区域的缺血性病变。

5 天后患者临床症状明显好转（NIHSS＝0，mRS＝0，BI 100）。

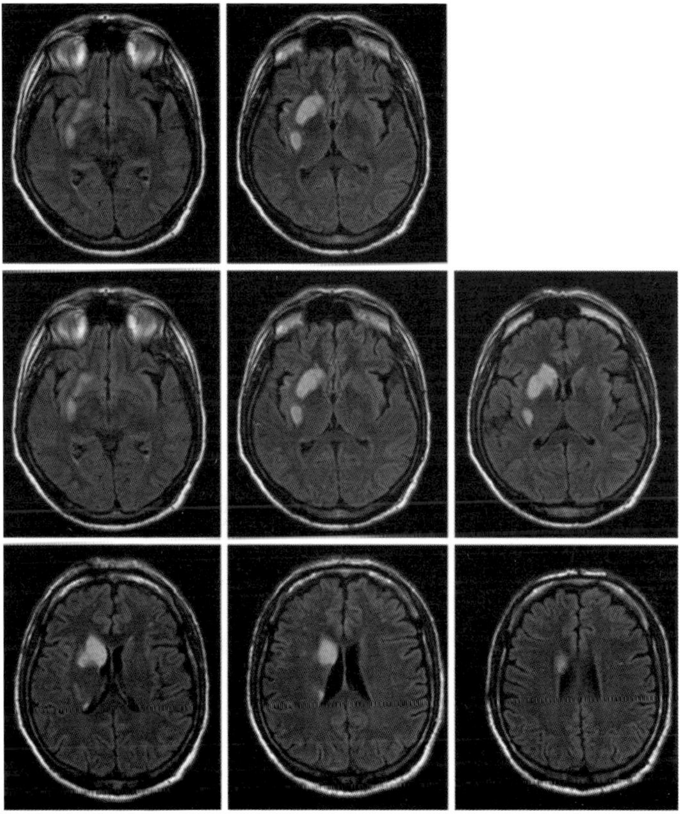

图 2-5

2.2.1 专题讨论

- 结合 CT 血管造影所显示的形态学证据，静脉溶栓成功的概率有多少？

  对于多个血管合并闭塞的患者，仅仅进行静脉溶栓的效果并不好（如本病例），应立即进入造影室进行血管内治疗，但在任何情况下都应该立即开始静脉内溶栓治疗。

- 急性期进行颈动脉支架治疗有必要吗？

  仅有很少的证据支持在颈内动脉颅外段闭塞急性期进行血管成形术和支架置入术治疗：也就是说，仅有几个回顾性病例分析证明这一治疗相对有效和相对安全[6-7]。然而，我们也不能忽视这一事实，那就是支架置入后必须立即开始抗血小板治疗[8-9]。

- 溶栓后 24 h 内应用抗血小板治疗是否正确？

  急性脑卒中后最初 24 h 内应用抗血小板治疗尚有争议[10]。事实上，不仅没有证明有益，反而有证据表明这种做法与死亡率增加和颅内出血有关（参见第 4 章和 ARTIS 研究）。该病例考虑到患者支架治疗后再次形成血栓的风险增加而给予了抗血小板治疗，临床显示患者的神经功能缺损几乎完全改善（NIHSS＝2）。

2.3 病例分析 3

患者男性，62 岁。病史：吸烟，有高血压和双侧颈动脉狭窄。患者主因反复出现右侧颈动脉系统 TIA 而到急诊科就诊。在急诊科神经系统检查正常。ABCD 风险评估为 2 分，给予患者行头部 CT 平扫（图 2-6）。

ASPECT 评分 10/10。

在患者床侧进行颅外动脉的多普勒超声检查，提示右侧颈动脉球部狭窄，流速明显增快达 240 cm/s，相应狭窄程度＞70％。给予患者行 CT 血管造影检查（图 2-7）。

结果可见右侧颈动脉球部动脉粥样硬化斑块导致血管狭窄达 70％（图 2-7 A，箭头所示），而左侧颈动脉球部无明显狭窄（图 2-7 B）。

基于以上证据，建议在第 3 天进行早期颈动脉内膜切除术。患者术前进行了脑血管造影（图 2-8）。

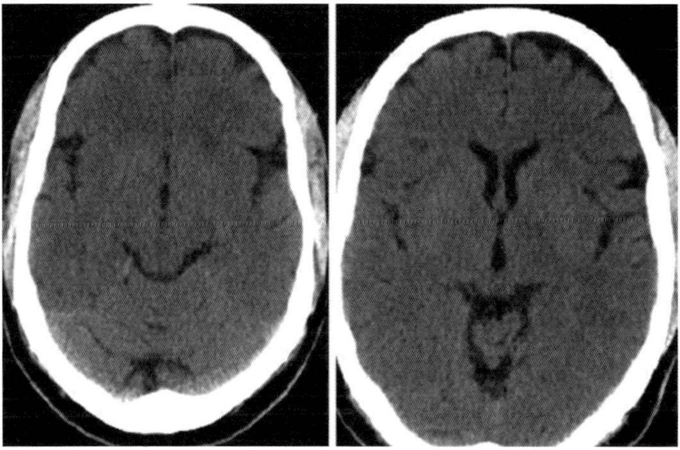

图 2-6

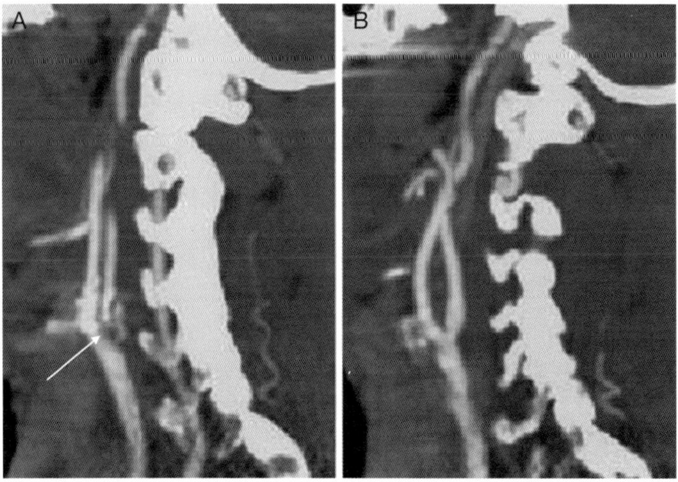

图 2-7

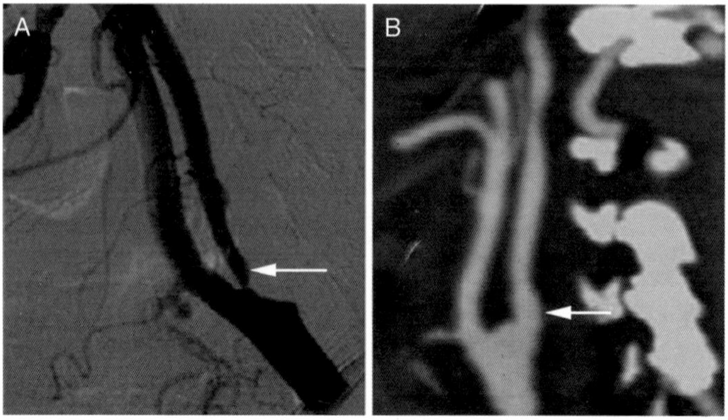

图 2-8

图 2-8 A 手术前血管造影显示右侧颈动脉狭窄，图 2-8 B 显示手术后结果。

患者手术后逐渐恢复正常，第 5 天出院。

2.3.1 专题讨论

- 急诊颈动脉手术的时机问题

  虽然没有Ⅰ类证据支持，但我们认为应尽早进行颈动脉手术。需行颈动脉血运重建术患者的入选标准已经在第 1 章讨论过，并且有证据支持。

- 接受颈动脉手术的患者需要进行哪些仪器检查？

  有颈动脉手术指征的患者除应进行神经影像学检查（CT 血管造影或 MRI 血管造影）外，还必须行颈动脉多普勒超声检查。但是，血管造影术仅在两种检查方法结果不一致时或者临床判断存在疑问时才需进行。

2.4 病例分析 4

患者男性，64 岁。病史：进展性扩张型–低动力型缺血性心脏病［纽约心脏协会（New York Heart Association，NYHA）心功能Ⅲ级）］。

该患者患有糖尿病，自 2009 年安装了心室辅助装置（HeartMate Ⅱ）），并且是行心脏移植手术的候选者（Status 2A），血型为 B 型；并安装有心脏内装置［埋藏式心脏复律除颤器（ICD）］；有结肠管形绒毛状腺瘤病史，曾于 2012 年行内镜下切除手术。目前应用的药物：血管紧张素转化酶抑制剂、β-受体阻滞剂、阿司匹林、双嘧达莫、奥美拉唑、叶酸、他汀类调脂药和华法林。患者于 23：15 突发左侧偏瘫而跌倒，并以红色代码通过 EMS 运送至急诊室。患者于 00：36 到达急诊室，00：48 进行了脑部 CT 平扫（图 2-9）。

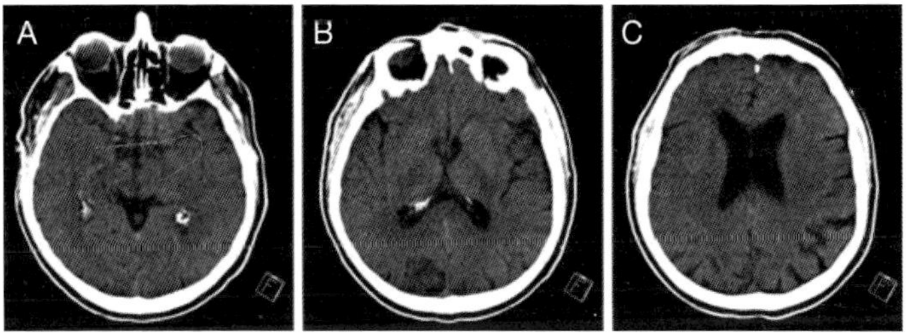

图 2-9

ASPECT 评分 10/10（图 2-9 A 至 C）。

1：10 患者神经系统临床评估提示如下信息：神志清晰，时间及地点定向力正常；此外，患者出现构音障碍，双眼向右侧凝视，左侧偏瘫伴左侧偏身感觉障碍，左侧巴宾斯基征阳性，双侧视觉及触觉刺激反应减弱［NIHSS＝16/42（0,0,0,2,0,2,4,0,4,0,0,1,0,1,2）］。1：20 患者行三期 CT 血管造影检查（图 2-10）。

CT 血管造影结果：右侧大脑中动脉分叉前部闭塞（图 2-10 A 和 B），但大脑中动脉中段有较好的侧支循环（图 2-10 C）。

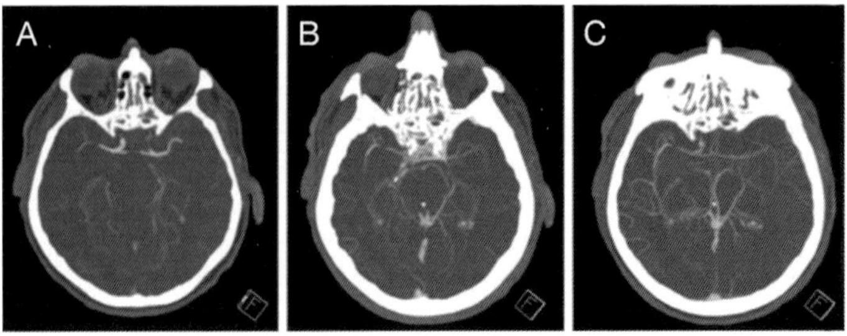

图 2-10

1：40 患者被送往血管造影室。3：10 时，首次注射造影剂后证实右侧大脑中动脉闭塞，但通过软脑膜侧支血管有良好的血供代偿（图 2-11 A 和 B）。

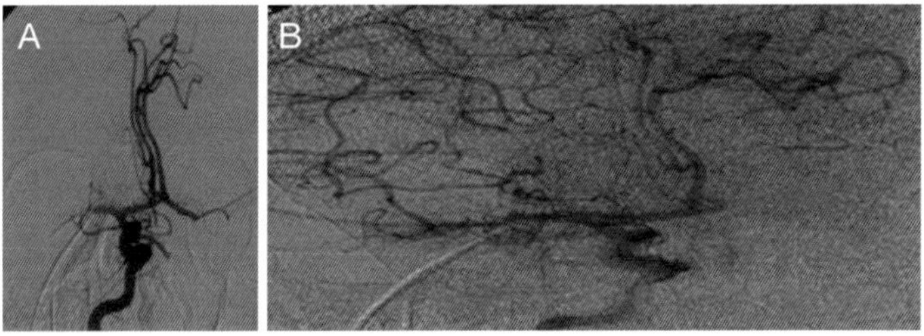

图 2-11

应用支架取栓装置（stent retriever）进行动脉内吸栓及取栓术（图 2-12 A 至 D），然后在大脑中动脉上支植入支架（图 2-12 E）。4：40 最后一次动脉造影显示大脑中动脉 M1 段开放，上支额区血供良好。患者同时接受双联抗血小板治疗和低分子量肝素抗凝治疗。

患者于术后进一步复查头颅 CT 平扫显示没有出血并发症。在卒中单元进行神经系统检查显示运动功能改善。患者可在床上平移上肢，但不能克服重力，并且可将下肢抬离床面，双眼偏斜明显改善。NIHSS＝11/42（0,0,0,1,

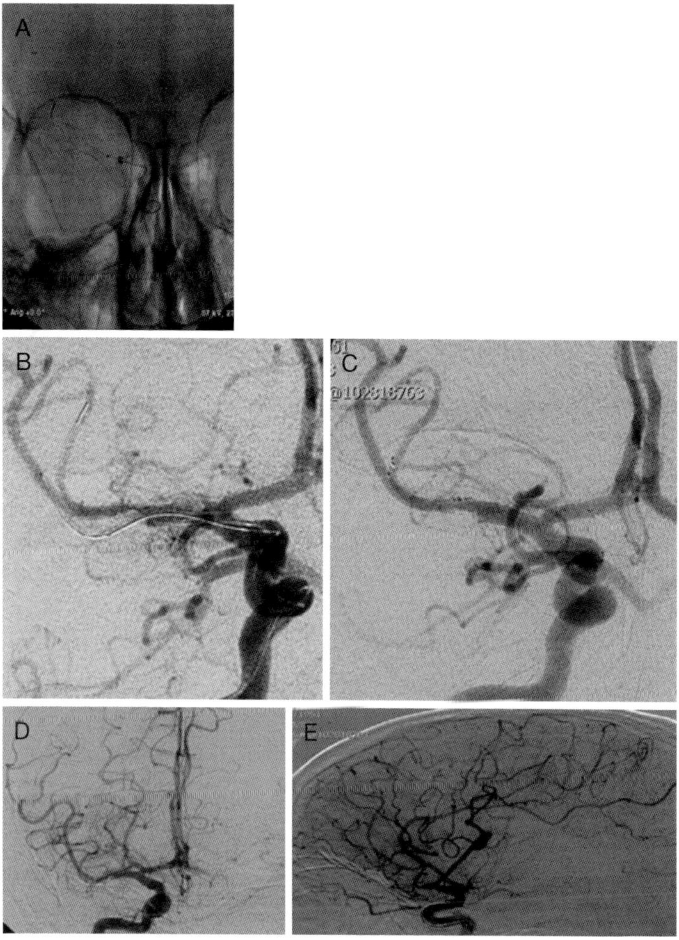

图 2-12

0,2,3,0,2,0,0,1,0,1,1）。第 3 天行头颅 CT 平扫（图 2-13），颞叶及内囊可见缺血性改变。

患者出院后，给予口服抗凝药物及阿司匹林和双嘧达莫治疗，并且转院到康复中心。患者出院时 mRS＝4。约 1 个月之后，由于发作性失语及双眼向左侧凝视来急诊科

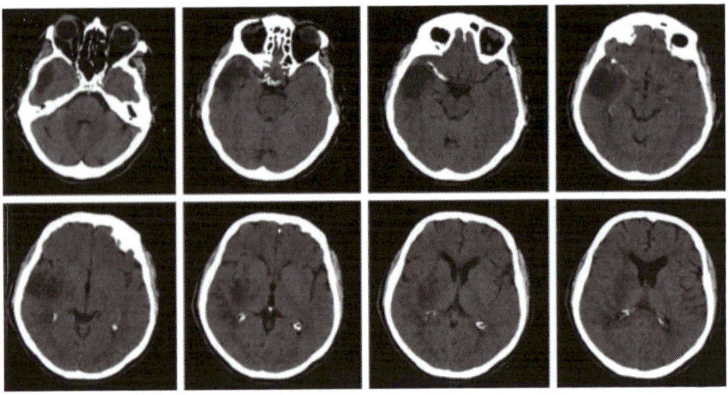

图 2-13

就诊。起病时间为 13：00，来急诊科就诊时间为 14：10。14：40 患者行头颅 CT 平扫，结果较之前无明显改变，特别是没有发现出血性梗死。临床神经功能检查于 15：00 进行，患者睁眼，无反应，双眼向左侧凝视，左上肢屈曲，右上肢可感知疼痛刺激，但已经瘫痪无法移动。

CT 血管造影结果：以前放置的支架仍然开通，但左侧大脑中动脉 M1 段未显影（红色箭头所示）（图 2-14）。

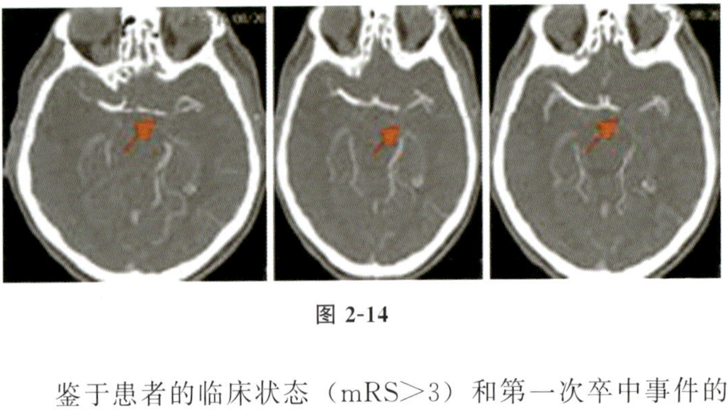

图 2-14

鉴于患者的临床状态（mRS＞3）和第一次卒中事件的时间（最近 3 个月内小卒中），决定不进行机械取栓治疗。

2.4.1　专题讨论

- 在卒中前残疾的基础上做出不再次干预的决定是否正确?

  到目前为止，仅有有限的文献数据涉及全身性溶栓治疗。在事件发生前患者 mRS 评分如为 1、2 或大于 3 分，没有证据显示在给予 rtPA 溶栓后会增加出血的危险。相反，这组患者 3 个月后良好临床结局和死亡的概率均高于前期无神经系统损害的患者[11]。

2.5　病例分析 5

患者男性，39 岁。病史：有抑郁症和先兆性偏头痛，正在服用西酞普兰 10 mg/d。患者于 8：15 被送往临床医疗中心急诊科，在转运过程设定了“卒中编码”。患者于 7：15 睡醒后发现右侧偏盲、运动性失语。NIHSS＝16/42：0-2-0-0-2-2-(0-4-0-3)-0-1-2-0-0。急诊进行血液检查和 12 导联心电图检查。患者于右上肢留置套管针用于头颅 CT 平扫、CT 血管造影及 CT 灌注成像检查（8：43 报告）（图 2-15）。

ASPECT 评分 10/10。

CT 血管造影显示左侧大脑中动脉上支闭塞。CT 灌注成像显示缺血核心区和半暗带区域明显不匹配。

由于无静脉溶栓绝对禁忌证，该患者于 9：30 进行溶栓治疗，应用阿替普酶 63 mg，其中 6 mg 静脉推注，随后 57 mg 连续静脉输注 60 min。同时，患者被送往血管造影室。在应用阿替普酶的过程中，临床转归情况如下：

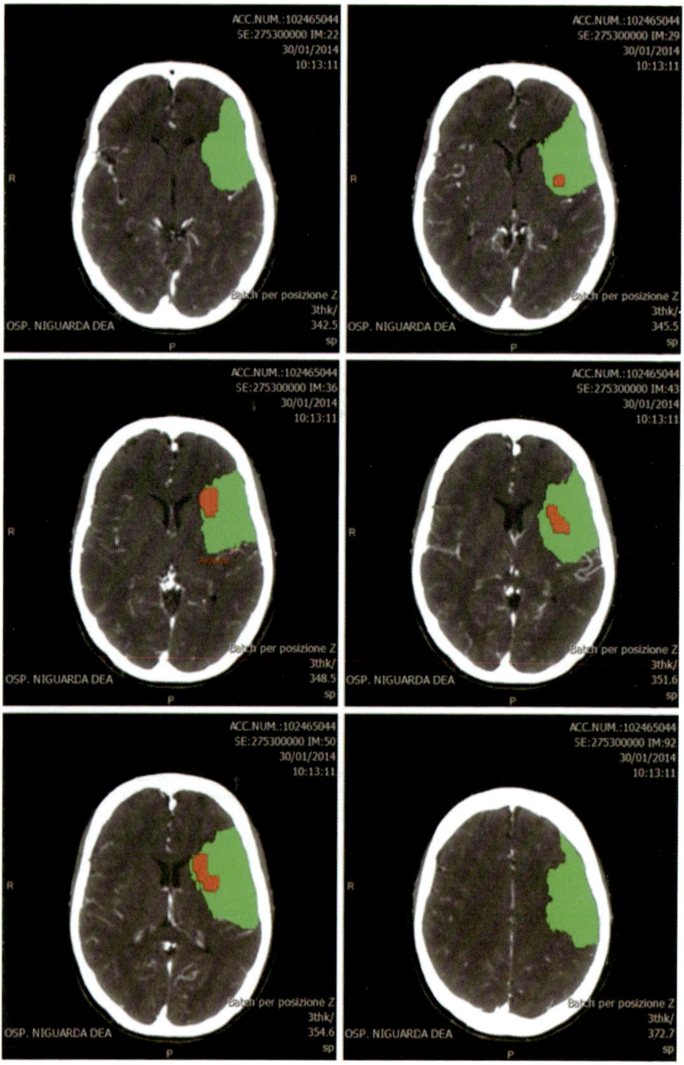
ACC.NUM.:102465044
SE:275300000 IM:22
30/01/2014
10:13:11
R
Batch per posizione Z
3thk/
342.5
OSP. NIGUARDA DEA
sp
P
ACC.NUM.:102465044
SE:275300000 IM:29
30/01/2014
10:13:11
R
Batch per posizione Z
3thk/
345.5
OSP. NIGUARDA DEA
sp
P
ACC.NUM.:102465044
SE:275300000 IM:36
30/01/2014
10:13:11
R
Batch per posizione Z
3thk/
348.5
OSP. NIGUARDA DEA
sp
P
ACC.NUM.:102465044
SE:275300000 IM:43
30/01/2014
10:13:11
R
Batch per posizione Z
3thk/
351.6
OSP. NIGUARDA DEA
sp
P
ACC.NUM.:102465044
SE:275300000 IM:50
30/01/2014
10:13:11
R
Batch per posizione Z
3thk/
354.6
OSP. NIGUARDA DEA
sp
P
ACC.NUM.:102465044
SE:275300000 IM:92
30/01/2014
10:13:11
R
Batch per posizione Z
3thk/
372.7
OSP. NIGUARDA DEA
sp
P

图 2-15

9：45 NIHSS＝16/42；BP 140/85 mmHg

10：00 NIHSS＝16/42；BP 135/80 mmHg

10：10 患者在血管造影室，仍继续进行静脉溶栓。10：35，患者进行了第一次血管造影（图 2-16）。

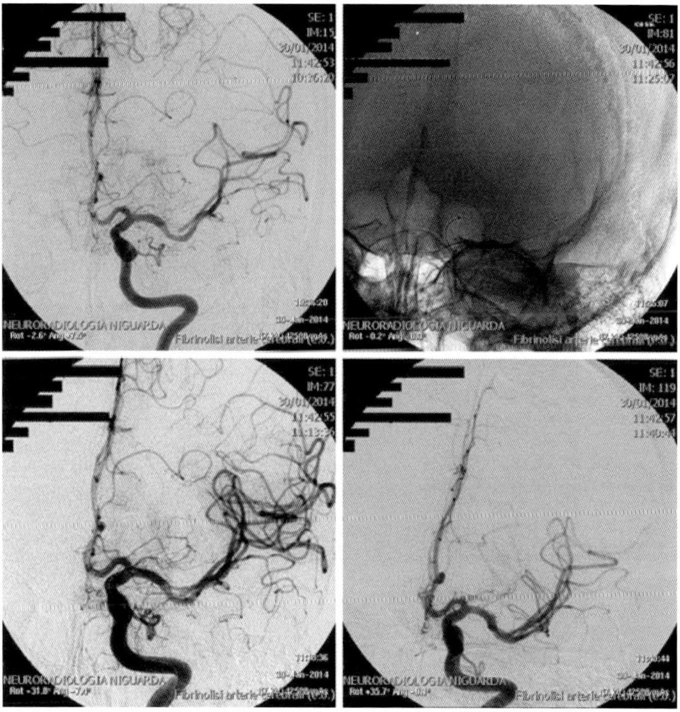

图 2-16

左侧颈动脉血管造影显示，大脑中动脉 M1 段末端存在血栓，造成上支闭塞和第三分支次全闭塞。

在病变血管处插入微导管，应用支架取栓装置扩开病变血管，并将血栓取出。应用这种方法，闭塞的血管重新开通。11：40 手术结束。患者的临床症状立即改善，运动障碍和语言障碍缓解。NIHSS＝5/42：0-2-0-0-0-1-(0-1-0-0)-0-0-1-0-0。24 h 后患者进行头颅 CT 扫描（图 2-17）。

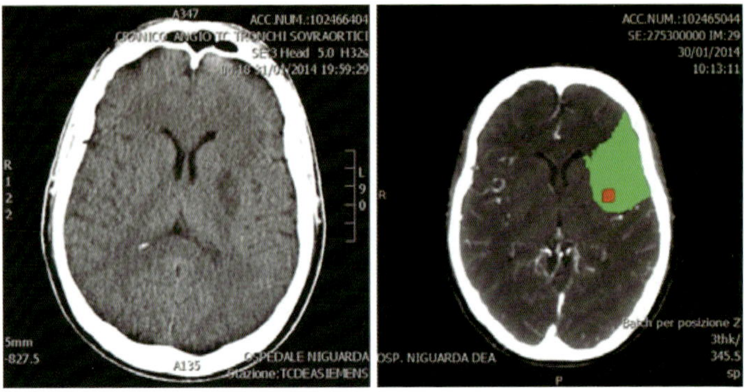

图 2-17

头颅 CT 扫描显示左侧半球深部小面积缺血，部位对应于治疗前在 CT 灌注成像显示的缺血核心区。

出院时患者临床症状明显改善，NIHSS＝2/42：0-0-0-0-0-1-(0-0-0-0)-0-0-0-1-0，mRS＝2，BI＝100/100。

2.5.1　专题讨论

- 觉醒时脑卒中与新成像技术之间的关系如何？

  CT 灌注扫描、MRI 的 DWI 和 PWI 以及研究侧支循环的三期 CT 血管造影等成像技术，能够清晰显示自症状发作时间起可被挽救的缺血脑组织。这些方法，在第 1 和第 3 章中已经讨论过，在管理时间窗内患者时目前很少提及，但在不能确定症状发作时间的病例中可以应用上述方法。

2.6　病例分析 6

患者男性，61 岁。病史：2005 年和 2006 年两次行乳腺结节切除术；慢性心房颤动，以前多次行心脏电复律无效；有吸烟史；高胆固醇血症且正在进行药物治疗；甲状腺功能减退，且目前药物替代治疗；近期有短暂性脑缺血发作史。患者在家服用的药物有达比加群 150 mg 每日 2 次，地高辛 0.25 mg 每日 2 次，以及美托洛尔和辛伐他汀。

患者于早晨 7：00 醒来时出现神经系统症状，7：30 被送往临床医疗中心急诊科，怀疑左侧缺血性卒中。在急诊室，神经系统评估情况如下：患者神志清楚，完全性失语，右侧同向偏盲，且右上肢及右侧面部轻瘫。NIHSS＝16/42：0-2-2-0-2-2-(0-4-0-0)-0-1-3-0-0。患者行头颅 CT 平扫及 CT 血管造影（图 2-18）。

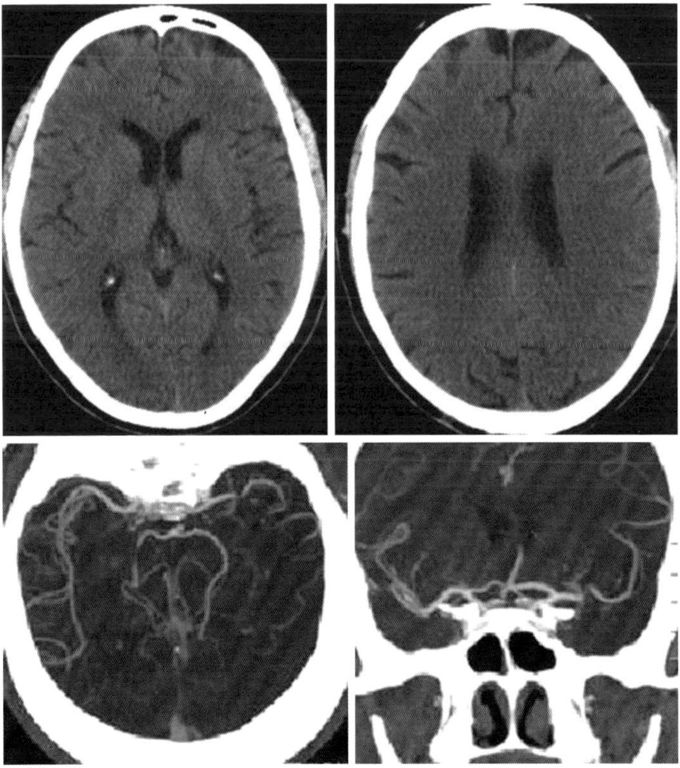

图 2-18

ASPECT 评分 10/10。

CT 血管造影显示左侧大脑中动脉上支次全闭塞性狭窄。

考虑到患者应用新型口服抗凝药（new oral anticoagulant，NOAC）治疗及症状出现的时间不明，因而不能给予静脉内溶栓治疗，同时也没有溶栓治疗的指征。急诊室开始给予抗血小板及他汀类药物治疗，并将患者转运至卒中单元。检测国际标准化比值（INR）及活化部分凝血活酶时间（APTT）结果正常。该医院没有进行 Hemoclot 或蛇毒凝血时间试剂盒检测。第二天患者临床症状加重，出现意识障碍及右下肢无力。NIHSS＝25/42：2-2-2-0-2-2-(0-4-0-4)-0-2-3-2-0。急诊行头颅 CT 检查（图 2-19）。

CT 提示广泛的出血性梗死，并出现中线移位及可能的颞叶沟回/小脑幕切迹疝。

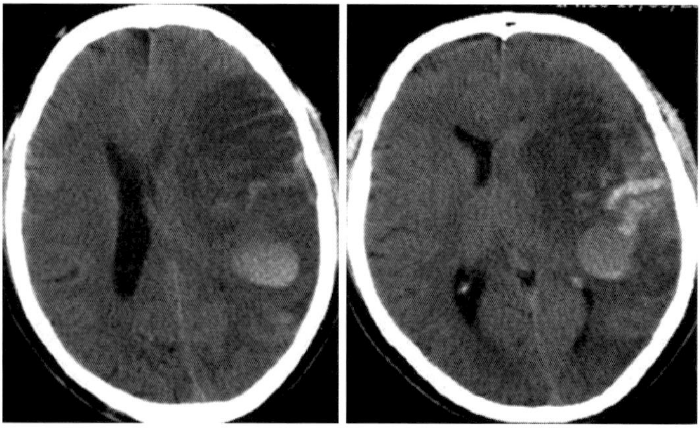

图 2-19

将该病例与神经外科医生进行了讨论，并决定行去骨瓣减压术。因此，患者接受了左侧额颞顶开颅手术。由于硬脑膜张力增加，在打开硬脑膜时，可见明显的出血和广泛颞叶梗死，进行外科清洗治疗后，得到了良好的减压效果。然后应用神经补片合成硬脑膜，并移除头盖骨以减压（图 2-20）。

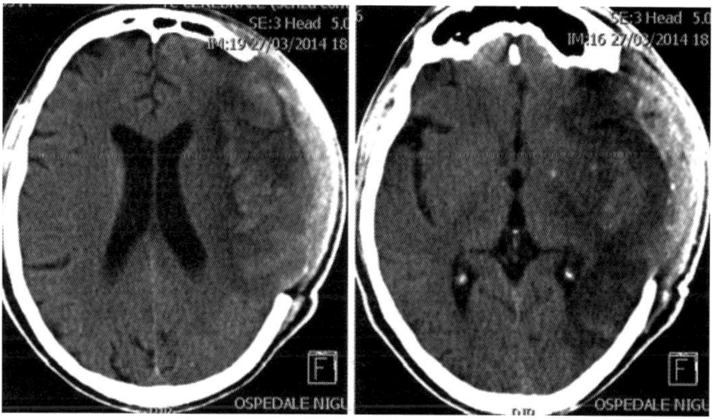

图 2-20

将患者转入重症治疗室并且监测颅内压。当其被送往神经科重症监护病房时，反复进行了脑电图监测，发现左额叶连续阵发性异常放电。最初应用左乙拉西坦抗癫痫治疗无效，后改用苯巴比妥及苯妥英钠抗癫痫治疗，之后仅应用苯妥英钠继续抗癫痫治疗。患者被转移至卒中单元继续治疗。客观的神经系统检查提示：患者神志清楚，警觉，医生检查及周围环境刺激后有反应；完全性失语；可以不规律地执行简单的命令，仅有持续模仿动作；可将右臂抬离床面几厘米；其右侧能维持 Mingazzini Ⅱ 的位置。NIHSS＝16/42：0-2-1-0-2-2-(0-2-0-0)-0-2-3-2-0。约 1 个月后复查 CT 提示出血性梗死消退，再次应用抗凝治疗。

2.6.1　专题讨论

- 应用新型口服抗凝药（NOAC）患者的溶栓治疗：需行哪些诊断性检查？应用何种治疗方法？

文献仅有数个病例报道关于应用利伐沙班和达比加群治疗的患者，同时给予全身性溶栓治疗；没有应用阿哌沙班的报道。目前，在实施溶栓治疗的中心缺乏相应经验的研究数据，因此，应严格选择适于溶栓治疗的病例。

患者选择：

1. 行头颅 CT 扫描和 CT 血管造影以确定动脉闭塞的位置。
2. 患者存在颈内动脉、基底动脉或大脑中动脉 M1 或 M2 段闭塞时，应考虑血管内机械取栓治疗。
3. 存在缺血性脑卒中证据但无大动脉分支闭塞的患者
   （1）如果在患者症状出现 12～24 h 内口服新型抗凝药，可以考虑静脉溶栓治疗。
   - 通过各种 NOAC 的特定检测确定新型口服抗凝药水平低于检测限（10～30 ng/ml）。
   - 或者，如果患者口服达比加群，APTT 在正常范围内，或者口服利伐沙班或阿哌沙班，凝血酶原时间（PT）在正常范围，并且仅在仔细评估个体风险/收益比（临床症状的严重程度、疗效的预后评估），以及与出血性并发症风险增加相关的变量之后。

   （2）如果新型口服抗凝药在缺血性脑卒中发病 48 h 内服用，则没有静脉内溶栓的绝对禁忌证。

- 什么时候恢复抗凝治疗？

对于经历过外科减压手术的出血性梗死患者（病例研究），重新应用抗凝药物的时间与脑实质内出血的患者完全相同。

2.7 病例分析 7

患者女性，29 岁。肥胖，已应用雌-孕激素治疗月经不规律 2 年。由于出现左面部及左上肢感觉异常，患者被送往周边医院（Spoke）的急诊科。患者症状开始于 12 h 之前，之后出现全面性强直-阵挛发作。在急诊室，患者接受了脑部 CT 平扫，结果显示右侧半球蛛网膜下腔出血，右侧额叶出血性梗死的征象，及左侧顶叶低密度缺血性病变（图 2-21）。

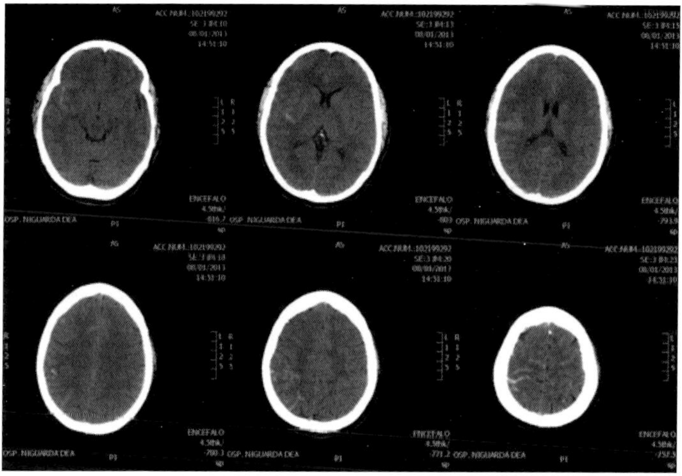

图 2 21

脑 CT 扫描结果：右半球蛛网膜下腔出血，右额叶出血性梗死，左顶叶区缺血性低密度灶。

考虑到临床和神经影像学图像的复杂性，以及随后需要的复杂神经影像学检查和专门的仪器监测，患者被转移至临床医疗中心，那里有神经内、外科医生和神经复苏设备（neuroresuscitators），并可提供高规格的诊断技术和先进的治疗程序。进入卒中单元后，患者神志清楚，认知行为缓慢，并且时间与空间定位差；双眼向右侧凝视；双侧对比后显示视野异常，即左侧同向性偏盲。卒中后全身运动功能检查提示左上肢共济失调。感觉检查显示左上肢痛觉减退。患者病感缺失和偏侧忽略。NIHSS＝7/42：0-0-0-1-2-0-(1-0-0-0)-0-1-0-0-2。CT 血管造影显示上矢状窦血栓形成，并在急诊 MRI 和 MRI 静脉血管造影中得到证实（图 2-22）。

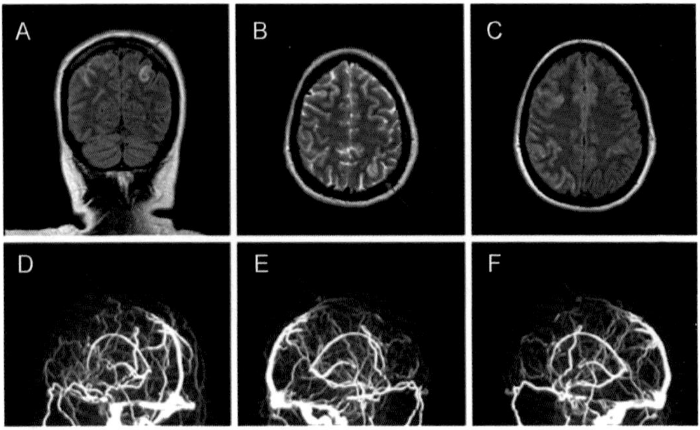

图 2-22

头颅 MRI 和 MRI 静脉血管造影：除了 T2 序列（图 2-22 B）和液体衰减反转恢复（fluid attenuated inversion recovery，FLAIR）序列（图 2-22 A）中可见静脉梗死之外，还可在 FLAIR 序列中显示部分脑沟内的蛛网膜下腔出血（图 2-22 A 和 C）。3 天后静脉重建（图 2-22 D 至 F）上矢状窦前部未见任何显影。

鉴于临床存在颅内静脉窦血栓形成，于第 4 天开始给予低分子量肝素（12 000 单位）及口服抗凝药物（华法林）双重抗凝治疗，同时给予左乙拉西坦抗癫痫治疗。将患者转移至病房 24 h 以后，临床症状明显改善，其 NIHSS 评分为 0/42。患者出院时 mRS＝0 且 BI＝100/100。出院后 15 天 MRI 检查结果显示最初的上矢状窦再通，并且没有静脉梗死的残留征象。

MRI 和 MRI 静脉血管造影：上矢状窦部分闭塞（图 2-23 A），伴有静脉梗死（图 2-23 C）。15 天后复查上矢状窦再通（图 2-23 B），并且静脉梗死病灶几乎完全消失（图 2-23 D）。

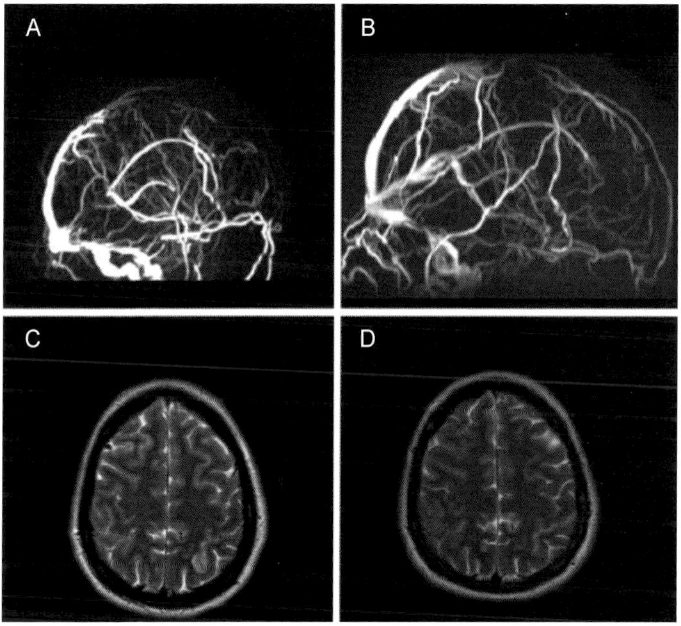

图 2-23

2.7.1　专题讨论

- 脑静脉血栓的抗凝治疗：采取何种治疗方案以及何时开始治疗？

　　脑静脉血栓形成确诊后，对于持续颅内出血患者也必须立即应用静脉肝素或低分子量肝素抗凝治疗。文献中数据显示，脑静脉血栓形成患者，即使存在出血性梗死，如何抗凝治疗与患者的死亡率显著降低密切相关。

参考文献

1. Vidale S, Beghi E, Gerardi F et al (2013) Time to hospital admission and start of treatment in patients with ischemic stroke in northern Italy and predictors of delay. Eur Neurol 70:349–355
2. Vidale S, Verrengia E, Gerardi F et al (2012) Stroke management in northern Lombardy: organization of an emergency-urgency network and development of a connection between prehospital and in-hospital settings. Int J Stroke 7(6):527–533
3. Vidale S, Agostoni E (2013) Time is brain: optimizing acute stroke management to reduce time delay. Acta Neurol Scand 127(3):e13–e14
4. Vidale S, Agostoni E (2014) Reducing the avoidable time in the management of stroke patients. Int J Cardiol 174(3):731
5. Vidale S, Agostoni E (2014) Thrombolysis in acute ischaemic stroke. Brain 137(6):e281
6. Imai K, Mori D, Izumoto H et al (2005) Emergency carotid artery stent placement in patients with acute ischemic stroke. AJNR 26:1249–1258
7. Jovin TG, Gupta R, Uchino K et al (2005) Emergency stenting of extracranial internal carotid artery occlusion has a high revascularization rate. Stroke 36:2426–2430
8. Nedeltchev K, Brekenfeld C, Remonda L et al (2005) Internal carotid artery stent implantation in 25 patients with acute stroke: preliminary results. Radiology 237:1029–1037
9. Nikas D, Reimers B, Elisabetta M et al (2007) Percutaneous interventions in patients with acute ischemic stroke related to obstructive atherosclerotic disease or dissection of the extracranial carotid artery. J Endovasc Ther 14:279–288
10. Zinkstok SM, Roos YB (2012) Early administration of aspirin in patients treated with alteplase for acute ischaemic stroke: a randomised controlled trial. Lancet 380:731–737
11. Karlinski M, Kobayashi A, Czlonkowska A et al (2014) Role of preexisting disability in patients treated with intravenous thrombolysis for ischemic stroke. Stroke 45(3):770–775

第 3 章
临床组织管理路径

Valentina Oppo，Cristina Motto，Valentina Perini

冯玉婧　王淑娟　译　卢利红　王　义　校

所有卒中或疑似卒中的患者均可从综合性卒中医护系统中获益，该系统是根据美国心脏协会（AHA）/美国卒中协会（ASA）指南的建议而创建的[1]。这些医护系统包括进行急性卒中治疗的医院，它通常可以提供远程医疗和远程放射学、综合卒中单元、急救单元、公共机构和政府资源。其目标是预防卒中、急诊科的有效利用、急性和亚急性卒中的治疗、康复和随访，以及教育计划。随机临床试验表明，在初级卒中中心接受治疗的患者，其效果要优于没有在卒中单元进行治疗的患者，而且溶栓治疗率更高。因此，在 AHA/ASA 指南中，建议建立初级卒中中心，同时指出这些中心必须由外部组织机构进行认证。指南进一步建议建立一个多学科的"医疗质量与改进委员会"，以审查和监测质量指标，如护理质量、循证实践与预后（Ⅰ类推荐，B 级证据），从而发现存在的缺陷并及时纠正。

组织管理资源有赖于当地的可利用资源。疑似卒中患者应转送到最近的卒中单元，避免转送到没有卒中单元的医院。对于那些没有神经影像学阅片专业能力的医护中心，建议建立远程影像学会诊系统，以便快速读取图像，从而快速指导临床做出有关溶栓治疗的决策。同时，还建议建立综合性卒中中心（Ⅰ类推荐，C级证据），从而保证卒中患者每周7天/每天24 h均能得到救治，这种卒中中心包括神经重症监护病房。临床研究表明，在这些卒中中心中，就入院时间而言，患者的死亡率和预后没有明显差异，且患者的预后与卒中中心的结构和专业技术的复杂性有关。没有专业卒中救治能力的医疗机构应制订卒中相关人员教育培训计划和建立远程会诊系统，以增加患者获得溶栓治疗的机会（Ⅱa类推荐，B级证据）。在准备接收疑似卒中患者的医院中，即使没有内科卒中单元，建立该系统也有实际意义。这些医院应有急诊的卒中救治方案，能够进行溶栓治疗并具有相关的综合医护设施，这些设施可为此类患者提供广泛全面的治疗（Ⅱa类推荐，C级证据）。

3.1　急诊的临床评估

在怀疑为缺血性卒中的患者，并可能符合进行血管再通治疗条件时，临床评价应主要针对鉴别和排除类似卒中的可能疾病（即假性卒中），以及确定卒中的发病时间[1]，这是患者进行血管再通治疗的主要标准，也是治疗效果受到限制的主要因素[2-4]。当临床发病时间不能确定时，通常应追溯到最后一次看到患者健康的时间；当觉醒时发现患者已经出现了卒中症状时，起病时间应追溯到患者上床睡觉的时间[1]。临床神经功能评价必须使用NIHSS评分[5]。根据AHA/ASA指南，急性期血液检查包括血糖、肾功能、血小板计数、心肌酶、凝血酶原时间（PT）、国际标准化比值（INR）和部分凝血活酶时间（PTT）[1]。对于未接受抗凝治疗或未显示任何血小板减少症、凝血障碍或肝脏疾病表现的患者，在开始血管再通治疗前无须等待血细胞计数和凝血功能检查的结果，因为凝血性疾病的发生率非常低，不到 1%[6-7]。但欧洲卒中组织（ESO）发布的欧洲指南和 2012 年意大利 SPREAD 指南的最新版本均没有这一建议[8-9]。相反，检测患者的末梢血糖（CBG）非常重要，因为症状性低血糖可能是假性卒中的原因之一。此外，建议进行氧饱和度检查，如果患者存在低氧血症，应立即进行心电图检查和测量血压，并及时吸氧纠正。

3.2 神经影像学评估

急诊头部 CT 平扫可以提供制订治疗决策所需的信息[1]，这个概念已被 2015 年 6 月发布的 AHA/ASA 关于血管内治疗的指南[10]所证实。事实上，尽管颅脑 MRI 因具有更高的分辨率（特别是对于颅后窝的组织结构）以及应用 DWI 可以检测超早期急性缺血性病变，因而对于检测急性缺血性病变的敏感性和特异性高于脑 CT 扫描[11]，然而脑 MRI 扫描时间较长，且不能对携带心脏起搏器或其他金属装置的患者进行检查。此外，MRI 更容易出现运动伪影，特别是烦躁或意识模糊的患者[1]，因此它并不总是适用于急诊。借助脑 CT 平扫检测到的脑缺血早期征象，不能作为静脉溶栓治疗的禁忌证，因为即使有这种征象存在，患者仍可从此类治疗中获益。然而，必须要考虑到这种缺血早期征象的严重程度：如果梗死灶大于大脑中动脉（MCA）供血区域的 1/3 时则会增加出血的风险[12-13]。AHA/ASA 指南建议，缺血早期征象（如果症状发作的时间明确）决不能成为不进行静脉溶栓治疗的依据，除非存在“明显的低密度病灶”，而且大小超过了 MCA 供血区域的 1/3。为确定早期缺血性病变的进展，可以应用一种简单的CT平扫阅片方法，即ASPECTS评分[14]。累及1/3 MCA供血区域者为ASPECTS评分≤7分。

当推荐血管内治疗时需要进行非侵入性颅内CT血管造影检查，但不能因此而延误静脉溶栓治疗的给药时间。CT或MRI灌注成像技术被用来检测特殊情况下的脑缺血半暗带，并主要用于评价在症状发作治疗时间窗以外或症状发作时间不确定的患者，以及血管再通治疗的潜在益处（AHA/ASA指南C级推荐）。AHA/ASA、ESO和意大利卒中组织（ISO）指南认为如果患者症状明显出现在治疗时间窗内，则没有必要进一步寻找脑缺血半暗带，因为这对于治疗决策没有明显的帮助。AHA/ASA指南概述了急性脑卒中患者在不同阶段进行临床和仪器评价的最佳时间：

- 10 min内由急诊科医生进行评估。
- 15 min内由卒中诊疗团队进行评估。
- 25 min内进行脑CT扫描。
- 45 min内解读脑CT扫描结果。
- 60 min内开始溶栓治疗（至少80%的患者）。
- 3 h内收入卒中单元。

3.3　静脉溶栓治疗适应证

对于急性缺血性卒中患者，应用阿替普酶进行静脉溶栓治疗（剂量0.9 mg/kg，最大剂量90 mg，先予10%静脉推注，剩余剂量在60 min内静脉滴注）。根据NINDS研究结果[15]，可进行静脉溶栓治疗的时间窗（自症状开始出现的时间算起）为3 h之内。随后的试验数据（如ECASS Ⅲ和IST-3[16]）分析显示，在症状出现3～4.5 h内进行治疗的患者，在出血危险性增加方面，比早期治疗患者具有更好的临床益处。当发病症状出现超过 4.5 h 之后，则临床获益不明显[2-4,16-17]。因此，治疗时间窗被延长至 4.5 h。与欧洲药品管理局（EMA）和意大利药品管理局（AIFA）相比，美国食品和药品管理局（FDA）尚未接受将治疗时间窗延长至 4.5 h。与 ESO 和 ISO 指南不同，AHA/ASA 指南提出 4.5 h 内给予阿替普酶治疗急性脑卒中为 B 级而非A 级证据，建议如果在 3～4.5 h 之间给予溶栓治疗，则其他标准应更加严格[1]。鉴于血管再通治疗的疗效与给予治疗的时间之间存在着负相关，因此所有指南都同意应尽早给予推荐的治疗药物[18]。AHA/ASA 指南指出了准确的临床时间安排：治疗应在患者到达急诊室后 60 min 内完成。根据 AHA/ASA 指南，静脉溶栓治疗的绝对禁忌证如下：

- 年龄低于 18 岁。
- 最近 3 个月内发生严重创伤或卒中。根据 ISO 于 2015 年 3 月更新的最新意大利指南，过去 3 个月有卒中史为相对禁忌证，需要根据前次卒中的时间、严重程度和患者的年龄（患者年龄越大，出血的危险性越大，预期寿命越短）以及进展性卒中的潜在严重程度进行评价。
- 不易压迫止血部位的血管穿刺（$<$7 天）。
- 颅内出血史。
- 肿瘤、动脉瘤或颅内动静脉畸形。
- 最近有大型颅内或脊柱神经外科手术史。
- 血压$>$185/110 mmHg。

根据 2012 SPREAD 指南，如果需要多次静脉注射抗高血压药物才能控制血压达到目标，则是应用阿替普酶治疗的禁忌证。在 2015 年 3 月更新的 ISO 建议[19]中，提出一旦血压达到治疗目标，就应给予相应的治疗，而且对于达到治疗目标所实施的治疗方案没有提出任何限制条件。

- 严重活动性或近期出血（最近 3 个月）。
- 出血体质，包括但不仅局限于以下情况：血小板计数低于 100 000/mm^3；在过去 48 h 内静脉给予肝素治疗，并且 APTT 值超过上限；华法林治疗时 INR＞1.7 或 PT＞15 s；使用直接凝血酶或Ⅹa 因子抑制剂，其实验室检测值（APTT、INR、血小板计数、蛇毒凝血时间、TT）或反映Ⅹa 因子活性的其他特异性检测结果有明显的改变。如患者至少 2 天没有接受直接凝血酶或Ⅹa 因子抑制剂药物的抗凝治疗，且肾功能没有改变，则可以进行静脉溶栓治疗。在没有使用口服抗凝剂或肝素的患者以及没有明确出血性体质的患者中，不需要等待这些血液检测结果即可以开始进行溶栓治疗。如果 PT 延长或血小板低于 100 000/mm^3 时，则应终止溶栓治疗。

关于使用华法林治疗，在 2015 年 3 月新的 ISO 指南中，PT INR≤1.7 时可以给予溶栓治疗；而 EMA 则建议即使是在给予小剂量治疗时的 INR 值，只要其超过正常范围，则禁止使用溶栓药物。已经证实接受静脉溶栓的患者即使是小剂量口服抗凝药物治疗（oral anticoagulant therapy，OAT）的 INR，也容易出现由缺血性病变向症状性出血转化；但与没有接受华法林治疗的患者相比，没有证据表明此类患者的疗效更差或死亡率增加[20]。然而，对于接受抗凝治疗且 INR≤1.7 的患者，AHA/ASA 指南将治疗的适应证限制在症状出现 3 h 内给药；而对于接受抗凝治疗的患者，发病在 3～4.5 h 之间者为进行溶栓治疗的禁忌证；意大利指南则没有提到这一限制。至于肝素治疗，

EMA 和 AIFA 的溶栓治疗适应证与 AHA/ASA 指南相同（48 h 内接受过肝素治疗，且 APTT 改变为禁忌证）；2012 年 SPREAD 指南将其禁忌证限制在发病前 24 h 应用肝素治疗，而没有提及 APTT 值。关于新型口服抗凝药物治疗期间溶栓治疗的适应证，2012 的 SPREAD 指南与 AHA/ASA 指南相同，该指南强调评价新型口服抗凝药活性的特异性检测结果如果为阴性结果，则可以使用溶栓药物治疗。

- 脑 CT 扫描的低密度范围在 MCA 供血区域的 1/3 以上。

根据 EMA 和 AIFA 的建议，静脉溶栓治疗还有其他禁忌证，此时，溶栓药物不能直接用于急性缺血性脑卒中的治疗：

- 强烈怀疑蛛网膜下腔出血，即使脑 CT 扫描没有发现出血（即出现强烈头痛和颈部僵硬）。
- 最近（10 天内）外部创伤性心脏按压或分娩。
- 细菌性心内膜炎和心包炎。
- 急性胰腺炎。
- 过去 3 个月内有胃肠道溃疡病、食管静脉曲张、动脉瘤、动脉或静脉畸形。
- 出血危险性增加的肿瘤。
- 严重肝病，包括肝功能不全、肝硬化、门静脉高压和活动性肝炎（食管静脉曲张）。
- 最近有大手术或严重创伤（＜3 个月）。
- 根据 AHA/ASA 指南，时间限制为 14 天。

AHA/ASA 指南包括一些“相对”禁忌证，这原为绝对禁忌，但后来根据临床经验和 NINDS 之后开展的试验所得数据进行了修订：

- 症状轻微或迅速改善：该项禁忌证是参照以下临床实践进行了修订，在失语或偏盲或具有运动障碍时，NIHSS评分低也有可能致残，参考其他一些研究结果表明发生症状时损害程度轻，而且因此没有进行溶栓治疗的患者，常常预后不良[21-23]。最近更新的ISO指南[19]证实损害症状轻或迅速改善的患者也建议溶栓治疗，前提为在治疗开始时仍有症状（B级推荐）。
- 怀孕：由于阿替普酶药物分子不能通过胎盘，因而没有致畸作用；但最严重的危险是胎盘早剥，文献报道的大多数病例预后都较好[24]。因此，妊娠期阿替普酶的给药仍然不是适应证，需要根据风险/效益比逐一进行评价。
- 卒中发病时有癫痫发作：在这种情况下，如果有临床证据表明癫痫发作是局灶性脑损害所致而不是病危状态，则需要进行临床治疗。根据最新ISO建议，可以将神经影像学和CT血管造影与临床标准相结合，明确闭塞的颅内血管；MRI的DWI序列则可以显示急性缺血性病变（GPP推荐）。
- 近期有胃肠道或泌尿道出血（在过去21天内）。
- 近期有急性心肌梗死（AMI）（近3个月内）：在这种情况下，虽然有心脏出血的潜在危险性，但根据风险/效益比评估，仍然可以进行此类治疗。
- 血糖低于50 mg/dl。2015年更新的ISO指南建议[19]在纠正了低血糖后局灶性神经功能缺损症状没有改善的患者，可以给予这种治疗［证据水平为临床专家共识(GPP)］；没有特别提到高血糖症为这种治疗的禁忌证。根据最近更新的ISO指南[19]，当血糖水平＞400 mg/dl时，如在发病后4.5 h内血糖降至＜200 mg/dl，建议进行溶栓治疗（证据水平为GPP）。

AHA/ASA 和 ISO 建议中不再设定患者年龄 80 岁的上限。因为事实上，这个年龄组的患者仍然可以从静脉溶栓治疗中明显获益[4,16,18]。由于同样的原因，根据 IST-3 的研究结果，从随机研究得到的患者数据 meta 分析中也证实了该结果[18]，在禁忌证中消除了病情严重程度方面的上限（NIHSS>25），因为已经证明这些患者仍可以从血管再通治疗中获益[4]。

在 2015 年 3 月更新的 ISO 指南中明确指出，在出现症状 4.5 h 内使用阿替普酶进行静脉溶栓治疗，没有任何的年龄上限或病情严重程度的限制（A 级推荐）。

在 AHA/ASA 指南中，发病 3～4.5 h 患者的年龄上限或病情严重程度、卒中和糖尿病以及应用不影响 INR 值的口服抗凝药物治疗仍然是进行溶栓治疗的相对禁忌证。这是因为在考虑风险/效益比时，应根据能够预测治疗结果的其他因素选择更符合治疗指征的患者。但是，在 ESO 和 ISO 指南中没有这方面的限制。

以下是 AHA/ASA 指南中关于静脉溶栓治疗期间和溶栓治疗后的处理原则：

- 在卒中单元进行生命体征监测。
- 要特别重视可能导致气道梗阻的口腔内血管性水肿，这通常是一种短暂的轻度反应，有报道在患者中其发生率大约为 5%，而且应用 ACE 抑制剂可以使其危险性增加[25]。
- 在静脉溶栓过程中和溶栓后 2 h 内，应每 15 min 测量一次血压，并评估患者的神经功能状态；然后改为每 30 min 评估一次并持续 6 h，之后每 60 min 评估一次并持续 24 h。
- 如患者出现头痛、恶心、呕吐和神经功能损害加重，应中断溶栓治疗（如果溶栓治疗正在进行），并进行脑部 CT 扫描以排除颅内出血的危险。

- 如果溶栓后 24 h 血压超过 180/105 mmHg，则必须进一步密切监测血压，而且必须给予静脉注射药物以保持血压低于上述数值。
- 如果可能，应推迟导尿、鼻胃管或动脉内导管，并监测血压。
- 溶栓后 24 h 内不要使用抗凝剂或抗血小板药物，这些药物应在再灌注治疗并进行 CT 扫描评估以后再使用，这符合最初的 NINDS 规定[15]。后继研究表明，急性卒中联合给予链激酶和阿司匹林（乙酰水杨酸）可以增加死亡率，这可能是因为出血危险增加所致[17,26]。该项推荐一直在应用，因为目前还没有研究证明溶栓治疗后不久就给予阿司匹林的安全性和益处[1]。但特殊情况下，评估获益大于风险后可考虑应用抗血小板药物，但需查脑 CT 以除外颅内出血。

3.4 血管内治疗适应证

2015 年 6 月，针对脑卒中急性期的血管内治疗发布了 2013 年 AHA/ASA 指南的更新版。更新的内容包括 2013—2015 年发表的 8 项关于脑卒中急性期血管内治疗试验的结果[10]：SYNTHESIS、IMS Ⅲ、MR RESCUE、MR CLEAN、ESCAPE、SWIFT PRIME、EXTEND IA 和 REVASCAT。

18 岁以上患者接受血管内治疗的“A”级证据包括：神经功能状态良好（卒中前 mRS 评分为 0 或 1）、颈内动脉或 MCA 近段（M1 段）闭塞、NIHSS 评分≥6 分且 ASPECTS 评分≥6 分[14]。这些限制是因为上述试验中大部分都是针对具有这些特征的特定患者进行的。

因此，这些数据不足以确定临床状况更为严重的患者或者有更广泛的早期缺血征象患者是否也能从血管内治疗中获益。

在出现症状后 6 h 内完成动脉穿刺，此时间限制与这些试验研究的大多数患者是在发病 6 h 内进行血栓清除术有关；在 REVASCAT 和 ESCAPE 试验中，关于 8 h 和 12 h 内接受血管内治疗的数据[27-28]，并不足以确定在此治疗时间窗的有效性。此外，MR CLEAN 亚组分析的结果显示，在症状出现 6 h 以后开始此项治疗的患者，临床并无明显的获益[29]。

所有符合静脉溶栓条件的患者必须首先接受此种治疗。与 2013 年指南中所述不同，血管内治疗的指征并不仅限于对静脉溶栓治疗无明显效果的患者；实际上，临床明确提出静脉溶栓治疗患者，没有必要继续观察并甄选症状无改善患者进行血管内治疗。如果患者符合血管内治疗的标准，则必须尽快进行治疗。在实际操作中，就静脉内治疗而言，通过尽早给予患者此项治疗可以获得最佳的效果[29-30]。同样，在开始血管内治疗之前，没有必要重复进行 CT 血管造影以确认动脉闭塞。但事实上，这种方案被用于 REVASCAT 试验中，并没有证据表明有更好的临床效果[28]。对于大脑前动脉（ACA）、大脑后动脉（PCA）、椎动脉或基底动脉闭塞的患者，血管内治疗的适应证为 C 级证据。对于年龄＜18 岁的患者以及由于特殊禁忌证而不能进行静脉溶栓治疗的患者，同样进行血管内治疗的适应证为 C 级证据。

最后，对血栓清除术时发生颈动脉急性狭窄的患者进行血管成形术和（或）支架置入术治疗为 C 级推荐。

2015 年 3 月更新的 ISO 推荐强调，如果有明确指征应采取静脉溶栓治疗，而无需其他替代疗法[19]。对于颈内动脉、MCA 的 M1 或 M2 段、ACA 起始段闭塞的脑卒中患者，对静脉内溶栓效果不明显或没有任何静脉内溶栓适应证时应进行血管内治疗。

当后循环的主干血管闭塞时（椎动脉、基底动脉、大脑后动脉起始段），对于静脉溶栓治疗效果不明显或没有任何静脉溶栓治疗适应证的患者，GPP 建议应进行血管内治疗。

3.5 卒中单元患者的生命体征监测

无论是否进行血管再通治疗，急性脑卒中最佳治疗方法之一就是在卒中单元内进行治疗[1]。如果患者没有进行静脉溶栓治疗，则血压值在最初 24 h 内有较高的界限值：当血压值超过 220/120 mmHg 时建议进行治疗，除非高血压可能加剧卒中以外的其他疾病（AMI、心力衰竭、主动脉夹层）。AHA/ASA、ESO 和 ISO 指南在这点上达成共识，其原因是在高血压或低血压的情况下显示有不利的结果，中度高血压则对于患者有更大的益处[31-32]。

AHA/ASA 指南建议监测体温，并对高热进行治疗。已经证明，体温升高与短期死亡率成倍增加有关[33]。近期对急性脑卒中患者体温管理的 ESO 指南指出，还没有确凿的证据表明，通过对发热患者给予退热药物对症治疗，或通过使用退热药物预防正常体温患者的体温升高，在降低死亡率和提高患者生活自理能力方面有更好的结果。但预防和治疗潜在的感染和高热仍是一项较好的临床指标，从而避免患者产生的不适[34]。

建议监测血氧饱和度，并纠正可能出现的低氧血症（AHA/ASA 指南中为血氧饱和度低于 94%；SPREAD 指南为血氧饱和度低于 92%）。

高血糖与颅内出血的发生率升高有关，此类患者合并急性卒中时预后较差[35-36]。因此，如果患者血糖较高，有必要监测和控制血糖，但在急性卒中阶段高血糖治疗的相关试验并没有显示能够改善患者的预后[37]，故血糖值的最佳控制目标尚未明确。目前主要参考的是美国糖尿病协会指南[38]，建议将所有住院患者的血糖值保持在 140～180 mg/dl 之间。同样，基于高血糖在卒中第一阶段的负面影响，不推荐卒中单元给予此类患者葡萄糖溶液静脉输注，而推荐使用盐水溶液。

根据 AHA/ASA 和 ESO 指南，建议患者住院后 24 h 内持续监测心律。如果监测显示没有潜在的心因性心律失常，并且高度怀疑患者的发病机制为心因性疾病，建议应用 Holter 心电图进行监测。

3.6　短暂性脑缺血发作的管理

AHA/ASA 指南建议，在急诊科就诊的 TIA 患者应在症状出现后 24 h 内尽早进行神经影像学检查。目前认为颅脑 MRI 是最佳的检查方法，因为它可以识别近期的小缺血病灶。如果不能急诊检查 MRI，进行脑 CT 扫描即可。急性期进行神经影像学检查的原因是脑缺血性病变患者更容易出现病情加重，更容易发生短期内致残。TIA 后 7 天内发生脑卒中或轻型卒中的危险分别为 8%和 12%[39]。在任何情况下，用于量化早期卒中复发危险的临床评分（如 ABCD）与影像学检查同样重要[40]。

此外，建议对颅外血管进行分析，并将主动脉弓上血管的彩色多普勒超声作为急诊评估的一部分。根据 ESO 指南，TIA 患者应优先考虑进行彩色多普勒超声检查，而不是在有大面积缺血性病变的卒中患者。这是因为如果在病变同侧存在颈动脉狭窄，TIA 患者可以在短期内从手术治疗中受益，但对于大的缺血性病变患者则不然。

此外，建议对缺血性脑卒中进行心电图和血液检查。

ESO 指南强调需要对 TIA 患者进行持续心电图监测，而 AHA/ASA 指南中推荐仅针对于卒中患者。

2012 年 SPREAD 指南与 AHA/ASA 和 ESO 指南基本一致，建议在急诊情况下进行神经影像学检查，最好是 MRI，因为它对于颅后窝结构具有很高的分辨率，同时需要进行弓上主动脉干多普勒超声、心电图和血液检查。所有必要的检查项目必须在患者从进入急诊室开始的 48 h 内完成。TIA 患者（仅在 ABCD2≥4 需要住院治疗时）推荐进行连续的心电图监测。如果高度怀疑卒中为心源性栓塞所致，建议急性期要进行动态心电图检查。

3.7 缺血性脑卒中急性并发症的管理

幕上脑卒中患者脑水肿的发生率为 1%～10%，一般于发病第 2～5 天出现[41-42]，但在约 1/3 的病例中，在发病的最初 24 h 内不断进展，特别是当大面积坏死组织早期再灌注时[43]。AHA/ASA 和 ESO 指南都指出使用高渗透性药物（甘油和甘露醇）以减少脑水肿为 C 级推荐。禁止静脉注射皮质类固醇激素。

不推荐进行预防性抗癫痫治疗和预防性抗生素治疗[44]。强烈推荐对于大脑半球水肿患者给予去骨瓣减压术：在 60 岁以下患者，当临床和影像学证据显示累及 MCA 广泛区域和意识障碍时，建议在 48 h 内进行[41]。在 AHA/ASA 和 ESO 指南中，尽管缺乏相关试验研究证据，但由于应用该技术取得了较好的临床效果，因此强烈建议对颅后窝缺血患者应进行手术减压或脑室引流术，即使是昏迷的患者[45]。

出血性转化：在进行静脉溶栓治疗的患者中，症状性出血转化率在 5%～6%[46]。目前，还没有关于在纤维蛋白溶解过程中发生出血性转化的专业指南，因此必须参考自发性脑实质出血的相关指南。

参考文献

1. Jauch EC, Saver JL, Adams HP et al (2013) Guidelines for the early management of patients with acute ischemic stroke. A guideline for healthcare professionals from the American Heart Association/American Stroke Association. Stroke 44:870–947
2. Kennedy RL, Bluhmki E, Von Kummer R et al (2010) Time to treatment with intravenous alteplase and outcome in stroke: an updated pooled analysis of ECASS, ATLANTIS, NINDS and EPITHET trials. Lancet 375:1695–1703
3. Saver JL, Fonarow JC, Smith EE et al (2013) Time to treatment with intravenous tissue plasminogen activator and outcome from acute ischemic stroke. JAMA 309(23):2480–2488
4. Wardlaw JM, Murray V, Berge E et al (2012) Recombinant Tissue Plasminogen Activator for acute ischaemic stroke: an updated systematic review and meta-analysis. Lancet 379: 2364–2372
5. Josephson SA, Hills NK, Johnston SC (2006) NIH stroke scale reliability in ratings from a large sample of clinicians. Cerebrovasc Dis 22:389–395
6. Rost NS, Masrur S, Pervez MA et al (2009) Unsuspected coagulopathy rarely prevents IV thrombolysis in acute ischemic stroke. Neurology 73:1957–1962
7. Cucchiara BL, Jackson B, Weiner M et al (2007) Usefulness of checking platelet count before thrombolysis in acute ischemic stroke. Stroke 38:1639–1640
8. European Stroke Organization (ESO) Executive Committee, ESO Writing Committee (2008) Guidelines for management of ischaemic stroke and transient ischemic attack. Cerebrovasc Dis

25:457–507
9. Stroke Prevention And Educational Awareness Diffusion (SPREAD). Ictus cerebrale: linee guida italiane di prevenzione e trattamento. VII edizione. Stesura del 14 marzo 2012.
10. Powers WJ, Derdeyn CP, Biller J et al (2015) 2015 AHA/ASA focused update of the 2013 guidelines for the early management of patients with acute ischemic stroke regarding endovascular treatment. Stroke 46:3020–3035
11. Barber PA, Darby DG, Desmond PM et al (1999) Identification of major ischemic change: diffusion-weighted imaging versus computed tomography. Stroke 30(10):2059–2065
12. Larrue V, Von Kummer R, Del Zoppo G et al (1997) Hemorrhagic transformation in acute ischemic stroke: potential contributing factors in European Cooperative Acute Stroke Study. Stroke 28:957–960
13. Patel SC, Levine SR, Tilley BC et al (2001) National Institute of Neurological Disorders and Stroke rt-PA Stroke Study Group. Lack of significance of early ischemic stroke on computed tomography in acute stroke. JAMA 286:2830–2838
14. Pexman JH, Barber PA, Hill MD et al (2001) Use of the Alberta Stroke Program Early CT Score (ASPECTS) for assessing CT scans in patients with acute stroke. AJNR 22:1534–1542
15. The National Institute of Neurological Disorders and Stroke rt-PA Study Group (1995) Tissue plasminogen activator for acute ischemic stroke. N Engl J Med 333:1581–1587
16. Sandercock P, Wardlaw JM, Lindley RI et al (2012) The benefits and harms of intravenous thrombolysis with recombinant tissue plasminogen activator within 6 h of acute ischaemic stroke (the third international stroke trial [IST-3]): a randomized controlled trial. Lancet Neurol 379:2352–2363
17. Wardlaw JM, Murray V, Berge E et al (2014) Thrombolysis for acute ischemic stroke. Cochrane Database Syst Rev 7:CD000213
18. Emberson J, Lees KR, Lyden P et al. for the Stroke Thrombolysis Trialists' Collaborative Group (2014) Effect of treatment delay, age, and stroke severity on the effects of intravenous thrombolysis with alteplase for acute ischaemic stroke: a meta-analysis of individual patient data from randomised trials. Lancet 384:1929–1935
19. Toni D, Mangiafico S, Agostoni E et al (2015) Intravenous thrombolysis and intra-arterial interventions in acute ischemic stroke: Italian Stroke Organisation (ISO)-SPREAD guidelines.

Int J Stroke 10:1119–1129
20. Miedema I, Luijckx GJ, De Keyser J et al (2012) Thrombolytic therapy for ischaemic stroke in patients using warfarin: a systematic review and meta-analysis. J Neurol Neurosurg Psychiatry 83:537–540
21. De Keyser I, Gdovinovà Z, Uyttenboogaart M et al (2007) Intravenous alteplase for stroke: beyond the guidelines and in particular clinical situations. Stroke 38:2612–2618
22. Smith EE, Abdullah AR, Petkovska I et al (2005) Poor outcomes in patients who do not receive intravenous tissue plasminogen activator because of mild or improving ischemic stroke. Stroke 36:2497–2499
23. Tong DC (2012) Avoiding thrombolysis in patients with mild stroke: is it SMART? Stroke 43(3):625–626
24. Tassi R, Acampa M, Marotta G et al (2013) Systemic thrombolysis for stroke in pregnancy. Am J Emerg Med 31(2):448.e1–448.e3
25. Hill MD, Lye T, Moss H et al (2003) Hemi-orolingual angioedema and ACE inhibition after alteplase treatment of stroke. Neurology 60:1525–1527
26. Ciccone A, Motto C, Aritzu E et al (2000) Negative interaction of aspirin and streptokinase in acute ischemic stroke: further analysis of the Multicenter Acute Stroke Trial-Italy. Cerebrovasc Dis 10(1):61–64
27. Goyal M, Demchuk AM, Menon BK et al (2015) Randomized assessment of rapid endovascular treatment of ischemic stroke. N Engl J Med 372:1019–1030
28. Jovin TG, Chamorro A, Cobo E et al (2015) Thrombectomy within 8 hours after symptom on onset in ischemic stroke. N Engl J Med 372:2296–2306
29. Fransen P, Berkhemer O, Lingsma H, Beumer D, van den Berg L, van Zwam W, van Oostenbrugge R, van der Lugt A, Majoie C, Dippel D, for the MR CLEAN Investigators (2016) Time to reperfusion and effect of intra-arterial treatment in the MR CLEAN Trial. JAMA Neurol 73(2):190–196
30. Prabahakaran S, Ruff I, Bernstein RA (2015) Acute stroke intervention: a systematic review. JAMA 313(14):1451–1462
31. Okumura K, Ohya Y, Maehara A et al (2005) Effects of blood pressure levels on case fatality after acute stroke. J Hypertens 23:1217–1223
32. Leonardi-Bee J, Bath PM, Phillips SJ (2002) Blood pressure and clinical outcomes in international stroke trial. Stroke 33:

1315–1320
33. Prasad K, Krishnan PR (2010) Fever is associated with doubling of odds of short term mortality in ischemic stroke: an updated meta-analysis. Acta Neurol Scand 122:404–408
34. Ntaios G, Dziedzic T, Michel P et al (2015) European Stroke Organization (ESO) guidelines for the management of temperature in patients with acute ischemic stroke. Int J Stroke 10(6):941–949
35. Bruno A, Levine SR, Frankel MR et al (2002) Admission glucose level and clinical outcomes in the NINDS rt-PA stroke trial. Neurology 59:669–674
36. Demchuk AM, Tanne D, Hill MD et al (2001) Predictors of good outcome after intravenous tPA for acute ischemic stroke. Neurology 57:474–480
37. Bellolio MF, Gilmore RM, Ganti L (2014) Insulin for Glycaemic control in acute ischaemic stroke. Cochrane Database Syst Rev 9:CD005346
38. American Diabetes Association (2010) Standard of medical care in diabetes. Diabetes Care 33:692
39. Coull AJ, Lovett JK, Rothwell PM et al (2004) Population based study of early risk of stroke after transient ischemic attack or minor stroke: implication for public education and organization of services. BMJ 328(7435):326
40. Redgrave JN, Coutts SB, Schulz UG et al (2007) Systematic review of association between the presence of acute ischemic lesion on diffusion-weighted imaging and clinical predictors of early stroke risk after transient ischemic attack. Stroke 38:1482–1488
41. Vahedi K, Hofmeijer J, Juettler E et al (2007) Early decompressive surgery in malignant infarction of the middle cerebral artery: a pooled analysis of three randomized controlled trials. Lancet Neurol 6:215–222
42. Qureshy AI, Suarez JI, Yahia AM et al (2003) Timing of neurological deterioration in massive middle cerebral artery infarction: a multicenter review. Crit Care Med 31:272–277
43. Hacke W, Schwab S, Horn M (1996) "Malignant" middle cerebral artery territory infarction: clinical course and prognostic signs. Arch Neurol 53:309–315
44. Westendorp WF, Vermeij JD, Zock E et al. for the PASS investigators (2015) The Preventive Antibiotics in Stroke Study (PASS): a pragmatic randomized open-label masked endpoint clinical trial. Lancet 385:1519–1526

45. Chen HJ, Lee TC, Wei CP (1992) Treatment of cerebellar infarction by decompressive suboccipital craniectomy. Stroke 23:957–961
46. Leigh R, Zaidat OO, Suri MF et al (2004) Predictors of hyperacute clinical worsening in ischemic stroke patients receiving thrombolytic therapy. Stroke 35:1903–1907

第 4 章
个体化诊断治疗流程

Simone Vidale，Marco Longoni，Elio Agostoni

冯玉婧　王 义　译　元小冬　王淑娟　校

所有卒中或疑似卒中的患者均可从综合性卒中医疗系统中获益，该系统是根据美国心脏协会（AHA）/美国卒中协会（ASA）指南的建议而产生[1]。这些医疗系统包括进行急性卒中治疗的医院，它通常可以提供远程医疗和远程放射学、综合卒中单元、急救单元、公共机构和政府资源。其目标是预防卒中、急诊科的有效利用、急性和亚急性卒中的治疗、康复和随访，以及教育计划。随机临床试验结果表明，与没有在卒中单元进行治疗的患者相比，在初级卒中中心接受治疗的患者预后较好，而且溶栓治疗率更高。因此，AHA/ASA 指南建议建立初级卒中中心，并指出这些卒中中心必须由外部组织机构进行认证。同时，还建议建立一个由多学科组成的“医疗质量与改进委员会”，以审查和监测各项质量指标，如护理质量、循证医学实践和预后指标（Ⅰ类推荐，B 级证据），以发现其中存在的缺陷，并及时加以改进。

本章还介绍了一些诊断治疗流程，这些诊断治疗流程不仅对于临床工作，而且对于医院接收和护理急性脑卒中患者的组织管理和专业技术特征均有所启迪。概览表（诊断治疗流程，表 4-1）对临床医师管理患者的各种情况进行了分类（A、B、C）。这些流程图可以为临床工作提供参考，也可为医生根据所在医院的现有医疗设施选择最佳临床路径提供帮助。

表 4-1　诊断治疗流程

情景 A	
医院科室：	急诊科
	放射科全天候值班
	检验科等实验室全天候值班
情景 B	
医院科室：	急诊科
	放射科全天候值班
	检验科等实验室全天候值班
	神经内科/卒中单元和医院神经内科医生全天候值班
情景 C	
医院科室：	急诊科
	放射科全天候值班
	检验科等实验室全天候值班
	神经内科/卒中单元全天候值班
	神经放射科/介入放射科
	神经外科

为了保证实现最佳诊疗服务，我们将这些诊断治疗流程分类为三种主要情况（图 4-1 至图 4-3），以便临床在遇到同样情况时，为开展个体化的临床工作提供参考。这部分内容突出了中心辐射模型的网络和组织管理的理念。

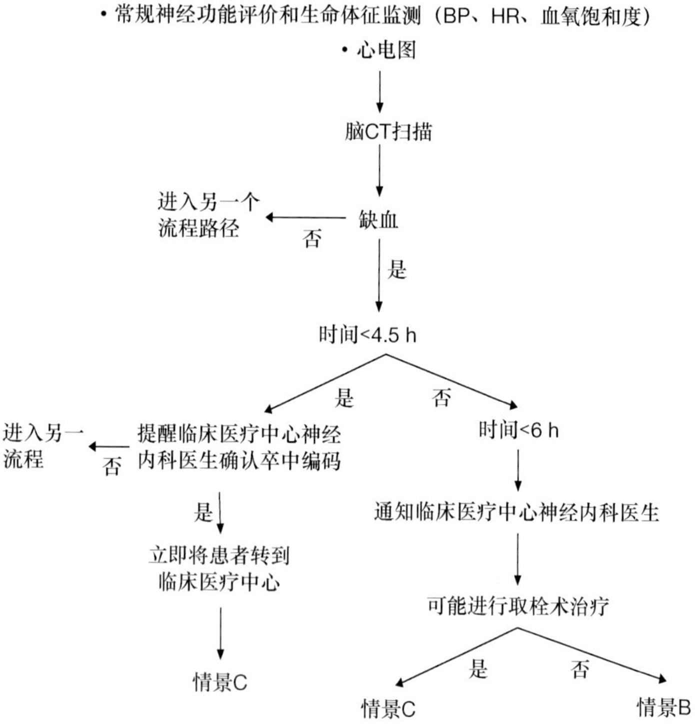

图 4-1　情景 A：疑似急性脑卒中患者的临床诊疗流程

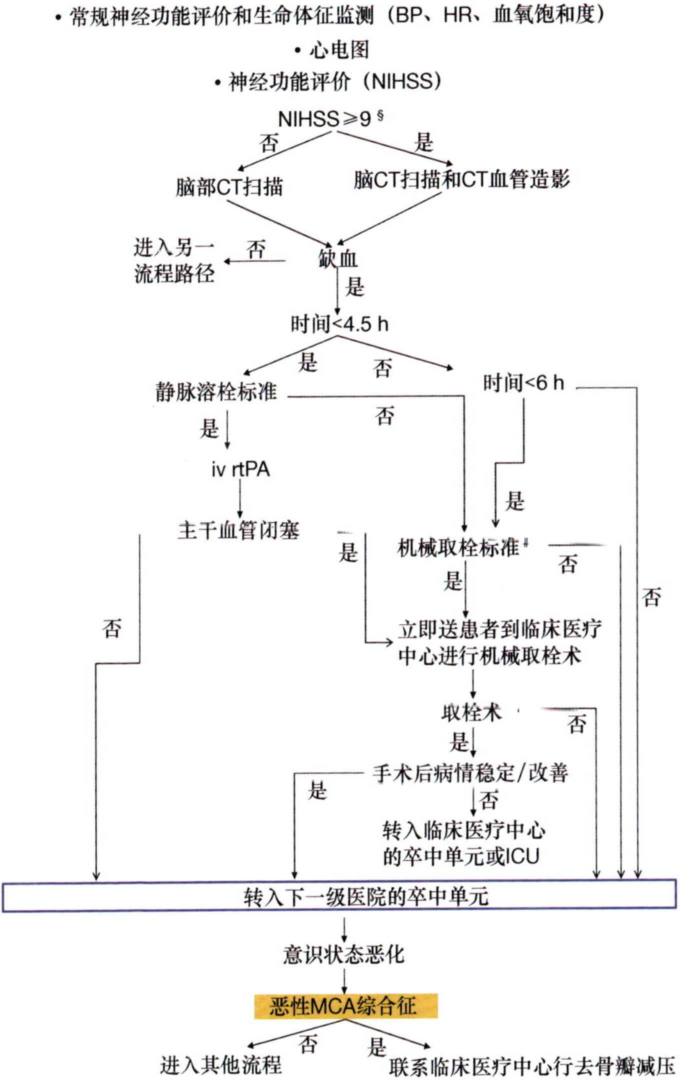

§对于NIHSS评分在9分以下患者，可在神经内科医生指导下进行CT血管造影。

#取栓术适用于颈动脉、大脑中动脉(M1、M2)、大脑前动脉（A1）、大脑后动脉（P1）和基底动脉闭塞患者。以下为入选标准：CT扫描ASPECTS评分>6分，年龄<80岁，且存在侧支循环。

图 4-2　情景 B：疑似急性脑卒中患者的临床诊疗流程

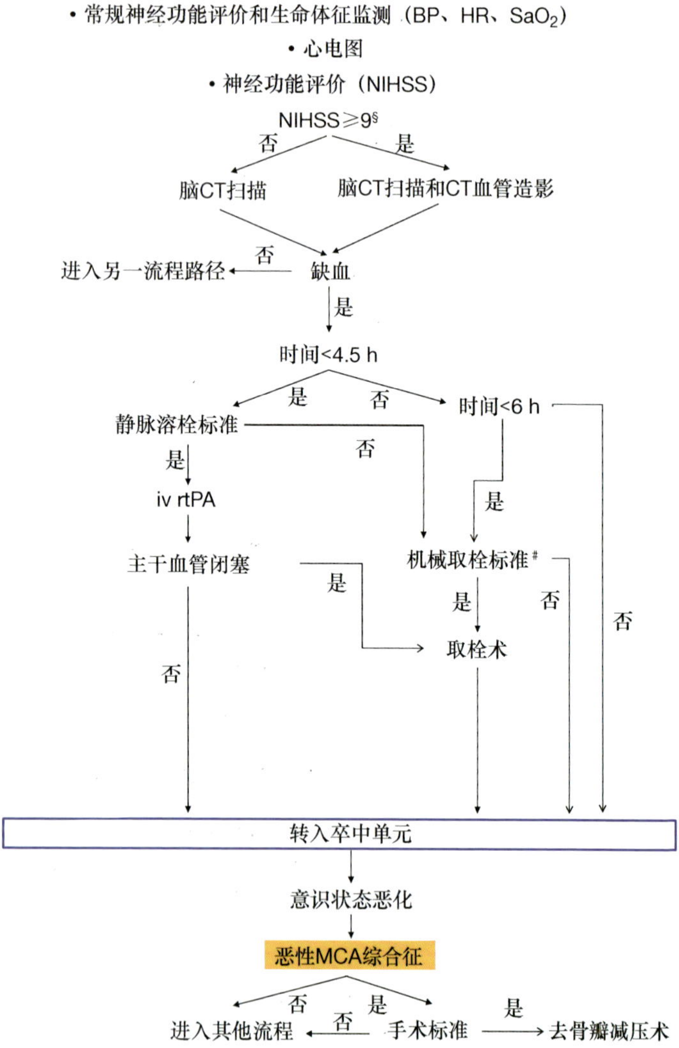

§对于NIHSS评分在9分以下患者，在神经内科医生指导下进行CT血管造影。

#取栓术适用于颈动脉、大脑中动脉（M1、M2）、大脑前动脉（A1）、大脑后动脉（P1）和基底动脉闭塞患者。以下为入选标准：CT扫描ASPECTS评分>6分，年龄<80岁，且存在侧支循环。

图 4-3　情景 C：在临床医疗中心疑似急性脑卒中患者的临床诊疗流程